화학자의 숙면법

화학자의 숙면법

확장된 마음으로 수면 텃밭 가꾸기

초판 1쇄 발행　2021년 5월 12일
초판 2쇄 발행　2021년 8월 5일

지은이 | 이석현
펴낸곳 | (주)태학사
등록 | 제406-2020-000008호
주소 | 경기도 파주시 광인사길 217
전화 | 031-955-7580
전송 | 031-955-0910
전자우편 | thspub@daum.net
홈페이지 | www.thaehaksa.com

편집 | 조윤형 김선정 여미숙
디자인 | 이윤경 이보아
마케팅 | 김일신
경영지원 | 정충만
인쇄·제책 | 영신사

값 14,000원

ISBN 979-11-90727-69-3　03510

확장된 마음으로
수면 텃밭 가꾸기

화학자의 숙면법

이석현 지음

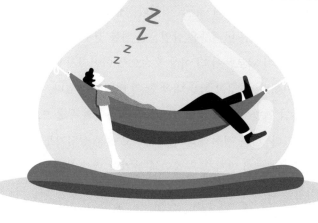

태학사

긴 시간 동안 이 책이 세상에 있어야 할 이유를 생각했다. 거의 강박 수준의 책임감이 뒤따랐다.

요즘은 나이 40~65세를 보통 중년기(中年期)라 부른다. 누구에게나 이 시기가 인생 황금기인 것은 틀림없다. 하지만 나는 40 고개를 앞두고 첫 불면을 경험하고, 50대 중반에 두 번째 불면을 만났다. 나에게 중년은 '中年'이 아닌 '重年'이었다. 게다가 타고난 예민함도 보태져서 잠에 관한 한 반평생을 살얼음판 위를 걷듯 살아왔다. 그랬기에 내가 겪은 이 괴로움이 더 이상 후손으로 이어지지 않고 내게서 끝나기를 염원했다. 이것이 책을 내야 할 첫 번째 이유였다.

한편 제 몫의 역할에 바쁜 현대인들을 쫓는 불안과 우울 또한 나를 비껴가지 않았다. 나는 정신과 의사도 아니고 전문 상담가도 아니다. 그러나 인생 선배로서 먼저 앓은 불안과 무기력, 우울감과 그로 인한 고통의 상황을 솔직하게 드러내고, 더디지만 어렵게 찾은 나름의 해법을 들려주고 싶다.

세상 많은 일이 그러하겠지만 잠만큼 내 의지로 할 수 없는 일은 없다. 아무리 노력해도 성공한다는 보장이 없다. 잠은 개인의 통제를 벗어나 있기에, 경이와 감사의 원천이 되기도 한다. 불면에 지독하게 시달렸던 사람이라면 깊이 공감할 것이다.

나는 붙잡으려 하면 할수록 더 멀리 달아나 버리는 잠을 붙잡으려고 수면 경험을 기록하고 또 기록했다. 그도 모자라 『손자병법』의 전략까지도 탐구했다. 나름대로 치열하게 숙면의 답을 좇은 노력은 결국 불면을 정복하겠다는 야심 찬 포부와 실천으로 이어졌다.

어머니 자장가가 채 끝나기도 전에 스르르 잠이 들던 때도 있었다. 시험 준비로 공부는 밀려 있는데 주체할 수 없이 잠이 쏟아져 눈꺼풀을 붙들어 매던 때도 있었고, 밤늦게까지 돌아다니다 바닥에 등을 붙이는 순간 세상모르고 코를 골며 자던 때도 있었다. 그런데 어느 순간부터 나는 잠자리에 눕자마자 잠드는 사람을 가장 부러워하게 되었다. 30대 중반을 넘어서면서 찾아온 난면(難眠)이란 불청객을 다스리기 위해 지극정성으로 할 수 있는 일은 다 해 보았다.

그 시간을 지나고 보니 의외로 답은 가까이 있었다. 잠은 제 발로 와야 한다. 그저 졸릴 때 자고 배고플 때 먹으면 되는 일이었다. 잠들기 어려운 일에는 그럴 만한 이유가 있었을 거다.

답을 얻기까지 너무도 멀리 돌아서 왔다. 기왕에 빙 둘러 온 길을 되짚어 보며 나처럼 간절하게 잠을 청했던 이들과 함께 길 끝의 답을 만나야겠다. 함께 '면로역정(眠路歷程)'의 첫걸음을 시작하자.

나는 생의 전환기, 성장을 멈추고 찾아오는 신체 변화에 지혜롭게 대처하지 못하고 일과 삶의 균형이 무너지면서 잠을 상전 모시듯 했다. 잠을 못 자는 데서 오는 불편함은 시작도 끝도 없었지만, 대놓고 누구한테 얘기할 수도 없었다. 학회 참여나 외부 출장 등 사회활동을 하는 데에도 제약이 많았다. 잠자리 환경을 바꾸고 싶지 않아서 학회의 좌장이나 토론자 역할도 어렵게 고사했다.

나는 마음의 힘을 뒷받침하는 뇌의 가소성에 주목하여 관련 책을 찾아 읽고 잠에 관한 지식을 섭렵하였다. 마침 뇌과학이 눈부시게 발전하고 긍정 심리학이 봇물 터지듯 서가를 휩쓸고 있던 때였다. 쓰면 쓸수록 강해지는 것은 육체의 근육만이 아니었다. 마음에도 근육이 생기고, 이것이 강화되기도 한다. 그렇지만 여전히 의심은 남았다. 몸과 마음을 이어 주는 통로가 과연 있기나 한 걸까? 굳어진 습관이나 버릇도 잘 바뀌지 않는데, 인간 성격이 쉽게 바뀌기나 하겠는가? 나는 한동안 반신반의했다. 하지만 지금은 뇌의 가소성을 굳게 믿는다.

뇌 발달 순서를 보면 두 가지 특성이 상호작용을 한다. '특이성 (specificity)'과 '가소성(plasticity)'이다. 둘 다 뇌가 유연하게 바뀔 수 있다는 내용을 담은 전문적인 학술용어다. 우리의 뇌는 기질이나 성격처럼 유전의 영향을 많이 받아 비교적 경험과 환경의 영향을 적게 받으며 자라나는 특이성이 있는가 하면, 몸과 마음의 미세한 연결고리를 찾아서 의도를 갖고 목표를 향해 단련하면 구조가 바뀌는 가소성도 있다.

물론 정보 체계를 바꾸는 데 뇌가 우호적인 것은 아니다. '확증편향(確證偏向)'이나 '인지편향(認知偏向)' 같은 용어가 말해 주듯 뇌는 익숙한 것을 좋아하기 때문이다. 그래서 나이가 들수록 변화가 불편하고 두려워지기까지 한다. 그러니 변화를 원한다면 실패를 두려워하지 않는, 뼈를 깎는 노력이 필요하다.

생각이 바꾸어 가는 미래, 말이 힘이 되는 삶

여기에 쓴 잠에 대한 경험담은 몸과 마음이 빚어 낸 내 삶의 기록이다. 또한 독주가 아닌 이중주다.

마음 에너지가 바닥으로 가라앉았을 때, 나는 생각을 바꾸어 몸을 단련했다. 그러면 몸 상태가 서서히 좋아지고 마음이 자유로워졌다. 긍정적인 삶의 태도와 몸의 자연치유력을 믿은 결과다.

우리에게는 걱정 회로도 있고 두려움을 느끼는 회로도 있다. 슬픔을 느끼는 회로도 있고 고통을 느끼는 회로도 있다. 그래서 몸과 마음의 움직임에 따라 온몸에 힘이 빠지고, 뒷목이 뻣뻣하고, 위장장애까지 겪는다. 몸이 보내 오는 경고에 맞서기 때문이다.

나는 불면으로 심신이 한계에 봉착했을 때 먼저 나를 아프게 하는 생각과 감정의 방향을 180도 바꿔 강하게 만들려고 노력했다. 그 과정을 굳이 구분한다면 세 단계로 나눌 수 있다.

먼저 자신의 문제점을 자각하고 관점을 달리하는 동기부여다. 다음에는 긍정적으로 바뀐 생각을 말과 글로 표현한 후 이를 소리 내서 반복해 읽는다. 그러면 마음이 알고 곧 말이 몸과 마음을 움직이는 단계로 이행한다. "나는 이런 사람이야."라고 말하면 그런 사람으로 점점 더 강화된다. 반대로 "나는 이런 사람이 아니야, 이렇게 될 사람이야."라고 목표 지향적 생각을 일상화하면 그 방향으로 바뀐다. 그러니 평소의 굳어 버린 마음가짐이나 신념 대신 변하고자 하는 모습으로 말을 해 보자. 말을 하는 것과 하지 않는 것의 차이는 크다.

일단 어떤 말이 씨가 되어 힘이 붙게 되면 그다음에는 뿌리를 내리고 키우면 된다. 생각 바꾸기는 경험을 통해 체화되어야 한다. 대미는 몸이 장식한다. 몸이 말에 길들어 습관이 되면 이제부터는 몸이 이끈다. 생각만 해도 변하는데, 몸을 움직이고 동시에 느낌이나 운동까지 가세하니 결과가 어떻겠는가? 백 마디 구차한 설명이 필요 없다. 삶을 노래한 이해인 수녀님의 시 「나를 키우는 말」에는 "행복하다고 말하는 동안은 나도 정말 행복해서 마음에 맑은 샘이 흐른다."라는 구절이 있다. 말의 파장이 운명을 결정짓는다는 고백이다.

세상에 우연히 발견되고 우연히 시작되는 것은 많다. 하지만 나는 과학자로서 세간에 떠도는 지식일망정 작은 인과관계를 쫓아 그 해결책을 모색하려 노력했다. 그럼에도 인과관계에 가장 속기 쉬운 기관이 우리 뇌라는 사실도 잊지 않았다. 그렇게 평생을 물질에만 매달려 연구하고 고민하며 살았던 화학자로서 쾌면을 위한 크고 작은 지식의 근거를 찾아가며 실천했다.

과학을 배우면서 가장 당혹스러웠던 질문이 한때는 '빛은 파동인가 입자인가'였는데 뇌과학을 접하면서 '우리 몸(물질)과 마음(정신)은 하나인가? 아니면 둘인가?'로 바뀌었다.

나는 몸과 마음을 세상과 괴리되지 않고 소통하는 환경의 일부로 보았다. 우리 몸과 마음, 그리고 환경은 삼위일체(三位一體)로 움직이는 하나의 단위체다. 부연설명하면 마음은 몸을 떠나 단순히 뇌 속에서 일어나는 신경화학적 과정이 아니라 환경과 주고받는 역동적 상호작용으로 출현하며, 몸의 활동에 의존한다. 마치 '하나님은 본래 한 분이시나 격이 다른 세 분'으로 존재한다는 삼위일체의 기독교 교리처럼 말이다. 세상 어디에나 계시는 성부, 몸으로 오신 성자, 그리고 마음속으로 들어오신 성령. 각기 위격(位格)은 다르지만 본질은 하나가 아닌가. 얼핏 보면 모순처럼 보이지만 진리는 늘 이런 이분법의 대립관계 너머에 있다.

삼위일체 — 몸, 뇌 그리고 주위 환경

컴퓨터 디지털 정보가 일상을 움직이면서 최근에는 마음에 대한 개념도 인지과학(Cognitive Science)에 바탕을 두고 전면적으로 재구성되고 있다. 종래의 인지과학과 뇌의 신경망 연결에 주목하는 신경과학에서 벗어나, 마음의 본질을 몸과 뇌가 주위 환경에 적응해 가는 행위 속에서 찾는다. 자연은 생명의 근원이고, 자연과 더불어 서로 의존하고 균형을 이루며 살아가는 생명체는 물리적, 사회적 환경과 별개일 수가 없다. 세상은 변하고 있고, 몸이 세상과 일체가 되어 상호

작용하는 과정에서 나타난 적응 행위의 하나하나가 마음을 구성한다는 '확장된 마음(Extended Mind)'의 관점[1]이 힘을 얻고 있는 배경이다.

마음은 몸의 활동에 기초한 인지이며 환경의 지배를 받아 뇌의 생화학적 반응이 변화하고, 이런 생화학적 작용이 다시 몸과 마음을 움직인다. 경험과 학습을 중시하는 동태적 성격의 '체화된 인지'가 주목받는 이유다. 뇌의 신경세포 간 정보 전달은 단순하게 전선을 이어주는 것과는 다르다. 신경세포가 만나는 연접부인 시냅스(synapse)에 신경전달체라는 화학물질이 수용체를 만들어 연결한다. 뇌 신경망은 광범위하고, 다양한 정신활동이 중첩되어 가동되므로 몸과 마음이 뇌를 챙기는 화학 변환은 무궁무진하다.

그런데 뇌는 각 부분이 맡은 소임을 다할 뿐 전체를 총괄하는 중앙통제본부가 없다는 데 문제가 있다. 다단계 화학반응은 각기 움직이는 속도가 다를 뿐 특별히 어느 한 반응이 주체가 될 수는 없다. 우리 마음의 주인이 누구인지는 여전히 인간의 이해를 넘어서는 문제이다.

최근 우리 사회에 자주 등장하는 말 중에 '우울증은 마음의 감기'라는 말이 있다. 감기가 흔하게 걸리는 병이면서 원인도 잘 모르고 제각각이라서 그렇게 말하는 것으로 짐작되지만, 나에게는 거북하게 들린다. 우울증은 감기처럼 골방에 격리되어 쉬어야 하는 병이 아니라 적극적으로 몸을 움직이며 사회 속으로 파고들어 좌충우돌해야 낫

---

1 이정모, 「'체화된 인지(Embodied Cognition)' 접근과 학문 간 융합」, 『김영정 교수 추모 특집』, 서울대, 2010. 6. 25. 38쪽.

는 병이다. 주위 환경, 특히 사회적 관계에서 생겨난 우울 바이러스는 요즘 말하는 비대면(untact)이 아니라 접촉(ontact)을 늘리면서 백신도 맞고, 열심히 땀 흘리고 일하면서 치료도 해야 세상에서 사라진다. 게다가 몸에 둥지를 틀었는데 어떻게 마음의 병이기만 하겠는가?

몸과 마음은 쌍방관계다. 팔다리를 움직이는 것도, 목청껏 노래 부르는 것도, 오래된 친구를 만나 속내를 드러내며 하고 싶은 말을 다 쏟아내는 것도, 희극을 감상하며 배꼽 잡고 웃는 것도, 어느 하나 치료 효과가 없는 것은 없다. 웃음과 하품은 몸과 마음이 함께 움직이며 전염되는 대표적인 사례가 아니던가. 그런 의미에서 나는 우울증을 마음의 감기(感氣)가 아니라 웃음이 줄어드는 질환이라는 의미의 '심신감소(心身減笑)'라고 부르고 싶다.

예를 하나 들어 보자. 살면서 감사하는 마음을 가지면 세로토닌(serotonin)이라는 물질의 활동이 늘어나고, 이는 다시 기분을 좋게 해서 감사해야 할 일을 더 많이 만든다. 뇌 신경망이 '상승나선'으로 돌아서는 것이다. 반대의 경우도 마찬가지다. 변화의 방향이 중요하다. 감각이나 동작으로 강도를 높여 가며 꾸준히 생각을 반복하면 연결 반응에서 주고받는 화학물질의 양이 눈에 띄게 증가한다. 신경섬유 연결망 커넥톰(Connectum)의 수가 많아지고, 해마에서는 새로운 신경세포가 만들어진다. 2차선 도로가 8차선 도로로 넓어지듯 연결 세기가 강화되는 것이다.

이것만이 아니다. 감각과 지각, 통증을 함께 처리하는 뇌 부위를 자극하기 위해서 감각과 지각훈련을 지속하면 통증이 완화된다는 보고도 있다. 뇌가 한정된 자원을 효율적으로 배분하여 상호작용을 하면서 스스로 변화에 적응하는 사례다. 이러한 예는 수도 없이 보고되고 있어 헤아리기 어려울 정도다.

그런데 감각은 사람들에게 제대로 대우받지 못하고 있다. 이는 서양 근대문명이 낳은 유산의 하나로, 신체를 경시하고 이성에 입각한 정신활동을 중시해 온 까닭이다. 오감(五感)이 제구실을 못하면 사람 간에 소통이 원활하지 못하고 결국 정신이 파괴된다. 주지하듯 사람들과의 관계는 이성과 논리로만 형성되는 것이 아니기 때문이다.

우리는 이런 기형적인 몸과 마음의 관계를 대등한 위치로 되돌려야 한다. 인간은 의식이 있고 영혼을 가진 존재지만 그것이 전부는 아니다. 우리에게는 몸과 마음이 하나가 되어 삶의 고비 고비를 넘었던 경험이 있다. 쉬이 끝날 것 같지 않던 험지가 야속하게 이어졌지만 어느새 평지를 걷고 있기도 했다. 정치 상황이 암울했던 1970년대, 데모가 한창일 때 '살아남아야 미래가 있다'고 절박하게 들렸던 말이 생각난다. 돌아서 지나온 길을 추억하듯 천천히, 편안한 걸음으로 몸과 마음의 균형을 찾아 보자.

지금 나는 평온한 아침을 감사히 맞고 있다. 오늘 아침도 커피 한 잔을 즐기면서 책 집필에 전념한다. 모든 역설이 공존하는 곳이 사람 사는 세상인지라 내 경험이 모두에게 특효약이 되지 않을 수도 있다. 그렇지만 빠르게 변하는 세상 속에서 이러저러한 이유로 불면 또는 우울감에 붙들린 사람들에게 나의 경험이 때로는 동병상련의 동지애로서, 아니면 하나의 길잡이로서 도움이 되길 바란다.

전공 분야의 논문이나 책을 쓸 때도 자주 느끼지만, 글을 쓸수록 모르는 것이 많다는 것을 새삼 깨닫게 된다. 정신과 의사도 아니고 심리학자도 아닌 비전문가가 잠에 대한 책을 쓰는 일은 조심스럽기까지 했다. 하지만 흩어져 있는 지식을 경험에 기초하여 옥석을 가리고 재구성하면서 실용적 의미를 캐는 일은 교수로서 그동안 내가 해 오던 일이기도 하다.

이 책에서 이야기하는 많은 지식은 전문서적과 인터넷 자료 등에 의존한 것이다. 또 내가 몸과 마음의 건강, 숙면에 관한 모든 정보를 알고 소개하고 있다고 생각하지도 않는다. 나는 체험에 바탕을 두고 어떻게 숙면을 이룰 수 있을 것인가에만 주목했다. 마치 순례자가 천국으로 향하는 길을 찾거나(天路歷程), 아니면 사막에서 나침반에 의지하여 오아시스를 찾는 기분으로 잠을 찾아 나섰다. 그래서 수면에 관한 일반적인 주제, 이를테면 왜 사람은 잠을 자지 않으면 안 되는가 또는 수면에 관련된 다양한 질병 등과 같은 이야기는 접어 두었다. 한편으로는 환자를 치료하는 의사라면 꺼릴 수 있는 사적인 얘기도 주저하지 않았다. 또한 글을 쓰는 동안 자연적 치유의 한계를 설정하거나 이를 부정하지 않았고, 지적·정서적 문제를 약으로 다스려야 한다는 생각에서도 자유로웠다.

우리 몸과 마음은 기계적인 장치가 아니다. 선형적인 합의 관계가 아니라 상호 의존성과 비선형성이 지배하는 복잡계다. 경험으로 찾아낸 법칙은 대상을 단순하게 만들어 실행에 옮기기 쉽게 해 줄 뿐이다. 그 자체로 완벽하지 않으며 잠재적 부작용의 위험성도 있다.

반면 몸과 마음은 속이지 않는다. 일체로 조화를 이루어 꾸준히 단련하면 시너지가 발생한다. 뇌는 그때그때의 목표에 따라 학습하고 스스로 조직화하므로 한계 설정이 무의미하다. 그러니 이 글을 읽는 사람들은 자기 능력을 새롭게 인식하여 간절하게 구했던 것을 성취하기 바란다.

이 책의 제1부는 걱정과 두려움, 우울감을 날려 버리기 위한 경험과 노력의 이야기이다. 숙면을 위해서 주로 버리고 금(禁)하는 세 가지 내용을 담았다. 잠을 버리면 잠을 얻고, 두려움을 버리면 평안을 얻고, 삶의 의미를 버리면 충만한 오늘을 얻는다. 현대인이라면 바쁘게 살아가는 매일에 지치고 우울감도 가지고 있을 터, 그 고통에 적극 공감하며 함께 탈출 방법을 찾아 보고 싶었다.

삶의 주인은 뇌도 마음도 아니다. 인간의 뇌는 매일 변한다. 새로운 것을 배우고 생각하면 신경이 새롭게 연결되고 강화된다. 뿐만 아니라 몸과 마음은 환경적인 필요와 요구에 의하여 새롭게 짜인다. 그때를 알고 나에게 쉼을 주면서 기다림의 시간을 채워 가야 한다.

제2부는 건강을 주제로 뇌 가소성을 통해서 스스로의 능력을 신뢰하고 그것을 최대한 끌어낼 수 있었던 경험을 담았다. 구체적으로는 건강하게 살기 위해서 일상의 스트레스에 대처하는 방법과 뇌 신경

전달물질의 화학작용과 뇌 가소성을 살펴보았다.

의사들이 즐겨 쓰는 말 중에 '항상성(homeostasis)'이라는 용어가 있다. 흔히 화학자들이 '동적 평형(dynamic equilibrium)'이라 부르는 현상을 가리킨다. 살아서 움직이는 생명체는 항상성을 위협받으면 스트레스가 발생한다. 또 스트레스를 해소하고 항상성을 유지하는 데에는 다양한 신경 내분비 호르몬이 관여한다. 이들 스트레스 시스템이 과하지도 부족하지도 않게 잘 작동해야 건강한 삶을 살아갈 수 있다.

화학반응도 에너지가 낮은 상태에 도달하려면 변화를 주어야 한다. 안정한 곳에서 벗어나 오르락내리락해 보아야 바닥을 찾을 수 있다. 거문고 줄이 팽팽하지도 느슨하지도 않아야 다양한 소리가 고르게 울려 퍼지고, 기압계나 나침반 바늘은 좌우로 흔들린 후에야 평형 상태에 이른다.

변화가 없는 삶은 죽음이다. 건강한 삶은 쾌락과 고통의 양극단을 멀리하고 중도를 취하는 중용(中庸)의 가르침과 상통한다. 주어진 불확실성이나 스트레스를 극복하면 새로운 나로 더 강해진다. 지금 상황을 긍정적으로 이해하고 변화를 수용하는 마음가짐이야말로 기대 이상의 성장과 성공을 챙기는 출발이 될 수 있다. 이런 확신의 토대에서 건강의 관문인 스트레스에 대처하는 몸과 마음의 관계를 다루었다.

제3부는 불면의 밤을 보낸 경험을 바탕으로 뇌과학이 이끄는 수면 과학과 숙면에 대한 나름의 생각과 처방을 담았다. 나의 수면 패턴을 아는 것에서부터 찬찬히 해답을 찾았고, 마침내 숙면을 이루기 위한

여섯 가지 권고(勸告)를 정리할 수 있었다.

　불면을 쫓는 일은 우리의 몸과 마음이 해야 할 일을 하고, 해서는 안 될 일을 하지 않는 것이었다. 체험으로 지혜를 구하는 길에서 답을 얻을 수 있었다. 결국 쾌면을 위한 '세 가지 금기(禁忌)와 여섯 가지 권고(勸告)'를 다듬어 이를 몸에 익히고 습관으로 만드니, 끊임없이 나를 옭아맸던 잠에서 해방될 수 있었다.

　잠을 찾는 길은 누구도 대신해 줄 수 없다. 나의 면로역정은 누구도 대신해 줄 수 없다. 나의 경험이 독자들 스스로 여정(旅程)을 떠나면서 가 보지 않은 길을 갈 때 도움을 줄 수 있다면 더없이 기쁘겠다.

　한평생을 화학자로서 연구하고 강의하며 살았다. 제자를 교수로, 연구자로, 중견 기업인으로 키워 내며 보람도 컸다. 우리나라 곳곳에서 경제 발전의 토대가 되고 또 학문과 기술을 한 단계 끌어올릴 귀한 인재들이기에 감사하다. 그들을 생각할 때면 솔직히 내 어깨도 기분 좋게 으쓱하다.

　그러나 진심은 그들이 숨차게 달리지 않기를 바란다. 자신도 살피고 가족·친구들과 보내는 시간도, 노는 것에도 시간을 넉넉하게 나누면 좋겠다. 평안한 마음으로 매일을 맞고, 쾌면으로 힘을 저장하여 건강하게 살기를 바란다. 진심으로 그들이 웃고 또 웃으며 살기를 응원한다.

2021년 5월

이석현

차 례

몸은 마음으로,
마음은 몸으로

1장

평온한 일상을 위한
몸과 마음 밭 가꾸기

"적당히 하세요."

아내의 말이다. 대체 책 쓰기가 무엇인지, 아내는 평생 학술서 한 권 집필한 경험만으로 마음도 튼튼, 몸도 튼튼하자는 이야기를 공부하듯 하고 있는 나를 보며 적잖이 안타까웠던가 보다.

아내의 마음과 말은 정녕 옳다. 정년퇴임을 한 지 5년여가 되면서 가족과 후배를 위해 뭔가 도움이 되는 글을 쓰고 싶다는 바람이 일었고, 이를 알고 있던 아내의 권유로 시작한 글이지만 공부와 연구가 그러했듯, 어쩌면 성격 탓인지도 모르겠지만 '적당히'가 안 된다.

나는 하찮은 일도 미리 계획을 세우고 대비한다. 무슨 일이나 완벽하기를 갈구하다 보니 불편과 실수, 그리고 실패는 줄일 수 있었지만 그 과정이 좌불안석, 노심초사였고 잠까지 해친 적이 여러 번이었다. 완전할 수 없는 인간이 완전하기를 갈구한 형벌이었을까, 그 무게는 가히 태산을 등에 진 듯했다.

삶이란 외부 환경에 적응하며 자아를 향해 걷는 발걸음이다. 살다 보면 예기치 않은 일이 일어나거나 인간관계에서 갈등도 생긴다. 감당하기 어려울 정도로 많은 정보 속에서 어려운 결정을 하노라면 의욕에 넘치다가도 때로는 방황하게 된다. 그럴 때는 육체적·정신적 에너지가 고갈되기 쉬우므로, 멈추어서 자신을 돌아보아야 한다.

만절필변(萬折必變): 변화를 두려워하는가? 감정은 리셋할 수 없다

공자는 "큰물을 만나면 관찰해야 한다."라고 말했다. 무슨 의미일까. 제자 자공의 질문에 공자는 아홉 가지 이유를 말한다. 그중 하나가 "강물이 만 번을 굽이쳐 흘러도 결국은 동쪽으로 흘러간다(만절필동, 萬折必東)."라는 말이다. 물이 낮은 곳으로 흐르며 아무것도 한 것이 없는 것 같으나 모든 생물을 변화시키듯, '만사 곡절이 있으나 마침내 본뜻대로 나아간다'는 뜻이다. 의사도 철학자도 아닌 내가 이 글을 인용하는 것은 화학자로서 믿음이 가는 구석이 있어서다.

평온한 일상을 해치는 데는 수천 수백 가지 이유가 있지만 잘 다스리면 결국 평화가 찾아온다. 감성과 이성은 삶을 꾸려 가는 두 개의 핵심 축이다. 전자는 뇌 속 변연계, 후자는 전두엽이 투 트랙으로 작동하며 이들을 관장한다. 그런데 인간 뇌의 사고방식과 정보처리는 컴퓨터 공학자가 생각하는 것처럼 합리성으로만 설명할 수 없다. 인간은 과거 경험에 의거하여 감정 편의적 판단을 하기 때문이다. 예를

1부 · 몸은 마음으로, 마음은 몸으로

들면 마음 에너지를 절약하기 위해 현상을 유지하거나 회피하고, 부정적 감정에 짓눌려 이성적 가치 판단이 흐려지는 것 등이다.

우리 몸과 마음, 혹은 둘 사이에 놓인 감각과 행동의 연결은 뇌 속 신경계의 신호를 전달하고 조절하는 화학물질이 담당한다. 우리가 무엇을 느끼고 그에 따른 반응으로 질서 있는 행동을 표출하려면 전두엽에서 변연계로 이어지는 수많은 세포들 사이에 여러 단계의 화학반응을 거쳐야 한다.

화학물질은 나름의 변화 원리가 있다. 그저 상상하는 것만으로도 행복 호르몬이나 스트레스 호르몬이 분비될 수 있다. 하지만 반응이 일어나려면 활동전위가(혹은 스파이크라 부르는 전기적 펄스가 생성되도록) 문턱 값(threshold)을 넘어가야 한다. 그리고 일단 화학반응이 일어나고 관련 수용체 단백질이 만들어지면 반응을 되돌리기는 어렵다. 감정을 리셋하기 어려운 까닭이다. 그래서 현실을 받아들이지 않고는 앞으로 나아갈 수 없다. 게다가 스파이크 신경망은 기능적으로 가소성이 있어서 기능변화가 구조변화로 이어지기 위해서는 몸과 마음이 일사불란하게 협력해야 한다. 마치 조정 경기에서 키잡이가 노를 저으라는 신호를 보내면 누군가 '영차' 하는 구호를 외치면서 함께 저어야 앞으로 나아갈 수 있는 것과 같다. 뇌 구조를 바꾸려면 몸에 근육을 만들듯 강인한 정신력과 끈기 있는 노력이 뒷받침되어야 하는 것이다.

뇌는 특별한 이유가 없는 한 변화를 거부한다. 변화에는 많은 에너지가 소모되기 때문이다. 생명 유지에 직결되는 세포 내 에너지를 만들고 이를 이용하는 화학반응은 겉으로 보면 아무런 변화가 일어나지 않는 것 같지만, 분자 수준에서는 끊임없이 움직이며 변화를 거듭한다. 그것은 국민 개개인의 소득을 보면 누군가는 오르고 누군가는 내리기도 하지만 국민 전체의 평균소득은 거의 일정하게 유지되는 현상과 비슷하다.

이런 분자들의 상태를 화학자들은 '동적 평형' 상태라 한다. 열린계인 세포 반응에도 이 개념이 그대로 적용되어 우리 몸은 항상성을 이루게 된다. 결국 생명 현상이란 순간순간 시간 축을 따라 질서를 파괴하고 만드는 흐름을 반복하며 균형을 이루어 가는 과정이고, 생명체의 유연성은 동적 평형의 본질인 완충작용, 곧 회복력에서 온다고 볼 수 있다.

몸도 마음도 변화를 받아들이기는 쉽지 않다. 변화가 두려워 현실에 안주하고, 미래의 불확실성 때문에 결정을 미루고 고민한다. 하지만 사람 사는 세상에서 변화의 바람은 어디서나 불어온다. 요트는 바람이 불어야 앞으로 나갈 수 있기 때문에, 요트를 타는 사람한테는 육지에서 멀리 떨어진 바다 한가운데 무풍지대가 지옥이라고 한다. 우리가 바람 앞에 촛불이 될지, 장작불이 될지는 몸과 마음에 달려 있다. 인간의 놀라운 적응력은 오늘과 다른 내일을 기대하게 만든다. 정신과 의사들은 외상 후 스트레스 장애를 얘기하지만 우리 몸과 마음은 외상 후에는 아픈 만큼 성장하게 되어 있다.

예를 들어 보자. 나심 니콜라스 탈레브가 그의 저서 『안티프래질』[1]

---
1 나심 니콜라스 탈레브, 안세민 옮김, 『안티프래질』, 와이즈베리, 2013, 94쪽.

에 인용한 내용이다. 제라드 카젠티(Gerard Karsenty) 연구 팀이 2003
년『네이처』지에 발표한 논문에 따르면 일반적인 통념과 다르게 뼈
기능 저하가 노화와 당뇨병을 촉진하고, 남성들에게는 생식능력과
성기능 저하를 촉진하였다. 이는 노화로 호르몬 등에 의해 골밀도가
감소하면서 뼈가 약해진다고 알려져 있던 사실을 뒤집은 것이다. 여
성이 폐경기가 지나면서 경험하는 골다공증이 여성호르몬 때문이라
는 사실이 밝혀지자 마치 노화가 골밀도 감소의 직접적인 원인인 것
처럼 일반화함으로써 인과관계에 대한 오해가 있었다는 것이다. 생
체와 같은 복잡계에서는 화학반응의 본질적인 비작위성이 더 두드러
지기 때문에 어떤 인과관계도 따로 떼어 내서 얘기할 수 없다. 내가
보기에는 근육을 강화하는 운동이 뼈에도 스트레스를 가해 뼈를 도
리어 강화시킨 것이다. 우리 어머니들이 평생 무거운 짐을 머리에 이
고 다녔어도 자태가 흐트러지지 않았던 사실을 상기해 보라.

나심 니콜라스 탈레브는 여기서 한 걸음 더 나아가 우리 몸은 일상
적으로 반복되는 스트레스보다는 무거운 무게를 들어 올리는 것 같
은 급격한 스트레스에 더 잘 적응하는 경향이 있고, 회복하는 데 충
분한 시간이 주어진다면 급격한 스트레스가 건강에 유익하다고까지
주장한다. 반면에 회복되지 않은 낮은 단계의 스트레스는 훨씬 해로
우므로 이메일 답장, 주택담보대출, 연말정산, 집안일, 사장의 잔소
리 등과 같이 삶을 구속하는 부드럽지만 지속적인 스트레스를 피하
라고 권한다. 평형을 깨는 자극은 문제를 해결하고 환경에 적응하는
데 오히려 필요하다는 말이다.

이렇게 삶을 이끄는 몸과 마음의 관계를 바로 알고 지혜를 모아 꾸준히 노력하면 역동적으로 신경계를 내 편으로 만들어 갈 수 있다. 그러면 물 흐르듯 변화가 일어나 정신과 육체의 균형을 맞추고 평온한 내일을 맞이할 수 있을 것이다.

긴장을 풀고 숨을 고르자

나는 인생에서 몇 번의 시기 동안 밤이면 푹 자지 못해서 마음이 늘 불안했다. 생각해 보면 그때마다 과도하게 무언가에 집중하거나 누구나 부러워할 무엇을 발견하겠노라, 생산하겠노라며 온 정신을 칼처럼 세우고 긴장하고 있었던 것 같다.

엄청난 스트레스 속에서 피곤은 겹겹이 쌓였다. 힘겹게 살다 보니 뇌가 방전되어 가는 줄도 모르고 재충전할 겨를도 없었다. 몸을 움직여서 긴장을 풀려는 노력도 하지 않았다. 불면의 고통에 허덕이며 계속 긴장 상태에 빠져 있었다. 조금만 주의를 기울여 쌓인 피로를 그때그때 풀어 주었더라면 불면은 걱정하지 않아도 되었을 것이다. 잠을 못 자서 죽은 사람은 없을 테니 말이다.

아우슈비츠 수용소에서 구사일생으로 살아남은 신경정신과 의사 빅터 프랭클(Viktor Frankl)은 엄청난 공포 속에서도 인간 존엄을 지킬 수 있다고 믿었다. 그러나 그는 『죽음의 수용소에서』라는 책에서 교과서는 모두 거짓이라고 고백했다.

교과서에는 사람이 일정한 시간 이상 잠을 자지 않으면 죽는다고 적혀 있는데 이것은 완전히 틀린 말이었다. 그때까지 나는 내가 세상에서 정말로 할 수 없는 일이 있다고 생각했었다. 이것이 없으면 잠을 잘 수 없고, 이것 혹은 저것이 있으면 살 수 없다 이런 식으로 생각하고 있었다. (중략) 밖에서 생활할 때 잠을 제대로 못 잤던 사람이 있었다. 옆방에서 바스락거리는 소리만 들어도 잠이 깰 정도로 예민한 사람이었다. 그런데 수용소에서는 그런 사람이 동료 몸 위에 엎어져서 귀에서 불과 몇 인치 떨어진 곳에서 드르렁드르렁 코 고는 소리를 들으면서도 아주 깊이 잠을 잘 잤다. 만약 어떤 사람이 인간을 어떤 환경에도 적응할 수 있는 존재로 묘사한 도스토예프스키 말이 사실이냐고 묻는다면 우리는 이렇게 대답할 것이다. "물론입니다. 인간은 어떤 환경에도 적응할 수 있습니다. 하지만 그 방법에 대해서는 묻지 말아 주십시오."라고 말이다.[2]

나는 빅터 프랭클의 의견에 전적으로 동의한다. 역사적으로도 잠을 재우지 않는 것을 고문 수단으로도 사용했지만, 잠을 자지 않는다고 죽지는 않는다. 그런 상황은 오지 않는다. 가정 자체가 의미가 없다. 누구나 필요한 만큼은 자게 되어 있다. 문제는 불면이 아니라 과도한 긴장 상태다. 계속되는 긴장 속에서 자신의 능력을 십분 발휘할 수 있는 사람은 없다. 괜히 긴장으로 불면을 초래하여 문제를 더 만들

―― 2 빅터 프랭클, 이시형 옮김, 『죽음의 수용소에서』, 청아출판사, 2020, 41~42쪽.

지 말라. 잠은 온다. 문제의 원인이 무엇인지부터 정확히 파악하자.

나는 한숨도 못 잔 것 같은데도 아내로부터 코 골며 잘 자더라는 말을 여러 차례 들었다. 내가 느끼는 것과 실제와는 차이가 크다. 극한 상황에서 교과서적인 지식은 쓸모없다. 오히려 자연의 이치를 담은 '궁즉통(窮則通)'이라는 『주역』의 가르침이 더 지혜로운 인식이 되리라.

하던 일이 막힐 때는 억지로 해법을 찾으려 애쓰지 말고, 한 걸음 떨어져 숨을 돌리자. 그러면 몸과 마음과 생각이 변하여 곧 해결할 수 있는 길을 찾게 될 것이다. 자신을 다그치며 일하지 말고, 결과가 나쁘다고 자신을 비난하지 말라.

잡다한 생각과 뇌 피로도

사람은 먹지 않고는 살 수 없다. 잠도 마찬가지다. 의사들은 이구동성으로 쉼을 위한 잠의 중요성을 말한다. 생명활동으로 피로해진 뇌와 몸은 반드시 휴식과 회복이 필요하다. 머리를 쓴다는 것은 전두엽의 지적 작업이다. 대뇌피질은 신경세포가 보내오는 정보에 대처하여 여러 가지 조치를 하는데, 만일 의욕을 갖고 지적 활동을 하려는 상황에서 이를 제지당하거나, 반대로 억지로 싫은 일을 하게 되면 충돌이 생기고 피로가 누적된다.

나는 대부분의 걱정거리를 하루 이틀 정도로 짧은 시간 내에 해소하지만, 일에서 생기는 스트레스는 그렇게 하지 못했다. 일로 인한 스트레스는 오래 계속되고 쌓이는 편이다. 사람과의 관계에는 단호한데 일에 대한 집착만은 붙잡고 있는 경우가 많다. 잠자리에 들기 전에 모든 긴장을 풀어 보려고 하지만 마음대로 되지 않는다. 지난 30여 년간 이런 삶이 거의 일상화되었기 때문에 떠오르는 생각을 물리치기가 쉽지 않다.

육체적인 피곤함은 원할 때 쉬면 해결된다. 그런데 뇌의 피로는 확실하게 자각되지 않는다. 그래서 잠을 자지 않으면 안 된다. 뇌가 피곤해지면 당연히 뇌 전체가 영향을 받지만, 특히 변연계의 중심에서 다양한 호르몬을 조절해 스트레스 반응을 통제하는 시상하부가 심각한 손상을 입는다. 그래서 머리가 아프고 가슴이 두근거리고 잠이 안 오는 등 여러 증후가 나타난다.

뇌를 각성시키는 카페인 음료

흔히 쉽게 잠들지 못하게 만드는 원인 중 하나로 알고 있는 카페인 얘기를 해 보자. 우리는 왜 먹고, 마시고, 짝짓기를 하는지 알지만 왜 잠을 자는지는 아직도 모른다.[3] 잠을 유도하는 것은 체내 세포 속 아데노신(adenosine)이라는 신경전달물질이다. 세포는 에너지 보유물질인 아데노신3인산(ATP)을 분해하여 아데노신을 생성한다. 세포 에너

───── 3 Michael Lazarus, Yo Oishi, Teresa E. Bjorness, Robert W. Greene, *Frontiers in Neuroscience*, 2019, 13권, 논문 740쪽.

지원의 핵심 구성물질인 아데노신과 잠은 무슨 관계가 있을까?

아데노신과 잠과의 연관성이 알려진 이래 60여 년이 흘렀지만, 지금도 뇌세포가 어떤 식으로 잠을 촉진하는지는 아직 불분명하다. 확실한 것은 뇌 활동의 부산물로 아데노신이 뇌 속에 쌓이고, 이들이 어떤 수용체와 결합하면 수면중추가 활성화되고 각성중추는 억제된다는 사실이다. 자연스레 잠들면 이는 아데노신의 수면압력 때문이고, 반대로 수면을 취하지 않으면 아데노신이 줄어들지 않아 뇌신경 사이의 교신이 둔화되고 뇌가 청소를 하지 못해 불편하게 된다. 결국 문제의 열쇠는 아데노신 수용체에 있다.

그런데 커피가 어떻게 각성효과를 부를까? 원인은 아데노신과 유사한 분자구조를 가진 카페인이다. 이 화학물질이 뇌 혈류장벽을 쉽게 통과해 아데노신 수용체와 결합해 아데노신이 차단되고, 대신 소포체라는 칼슘 저장기관에서 칼슘을 방출하여 신경을 흥분하게 만들기 때문이다. 나이나 사람에 따라 카페인 분해 능력이 달라지는 등 개인차는 있지만 대체로 카페인 농도가 절반으로 떨어지는 데 보통 5~7시간이 걸린다. 이를 고려하면 누구나 이른 아침 외에는 커피를 삼가야 밤에 숙면을 이룰 수 있을 것이다.

뇌는 몸과 달리 자각이 더뎌서 불만을 참고 따라 주는 순둥이지만, 폭발하면 몸과 마음 곳곳에 생채기를 내므로 달래고 다스려야 한다. 뇌를 피로하게 하지 말자.

잠은 좇지만 않으면 제 발로 온다

정도의 차이는 있겠지만 대다수의 사람들이 불면을 경험해 보았을 것이다. 불면 상태가 계속되면 종일 잠잘 궁리만 하게 된다. 잠에 대한 스트레스로 뇌가 쉬지 못하면 인지적 영역보다는 감정적 영역이 뇌의 판단을 주도하여 더욱 감당하기 어려워진다. 일종의 학습된 무력감이 통제력을 잃게 만든다. 이럴 때 나는 적어도 침대에서는 잠을 청하려 하지 않는다. 대신에 의식적으로 잠을 며칠 못 자다 다음 날 더 잘 잤던 기억이나, 잠을 못 잤더라도 다음 날 별일 없이 잘 지냈던 기억을 떠올리며 위안을 찾는다. 잠을 못 자면 몸은 불편하지만 생존을 위협할 만큼의 불가피한 신호로 인식하지는 않으니, 마음의 여유가 생기고 견딜 만하게 된다. 그래서 더 이상 상황을 악화시키지 않고 장기전에 대비하는 모드로 들어갈 수 있다.

나는 심각한 불면을 겪은 후로 오후 5시 이후에는 머리를 비운다. 오늘 일어난 일이나 내일 일을 더는 생각하지 않는다. 대신 머리에 부담을 주지 않는 가벼운 독서를 하거나 음악을 듣는 등 중립적인 일을 한다. 그리고 잠이 오든 안 오든 규칙적으로 시간을 정해 놓고 잠자리에 든다. 그리고 잘 잤든 못 잤든 정해진 시간에 기상한다.

불안과 불면을 견뎌 내는 버팀목 세 가지

긴장이 지속되면 교감신경이 지나치게 항진되어 불안을 유발한다.

심박수가 빨라지고 가슴이 답답하고 식은땀이 난다. 심신이 소진되면 우울감이 지배한다. 불안과 우울감을 극복하기 위해서는 몸과 마음을 움직여서 삶의 방식을 바꾸고 매사에 감사함을 잃지 않아야 한다.

디지털 문명 속에서 허우적거리는 현대인의 뇌는 지나치게 많은 자극을 받는다. 반면에 몸을 쓰고 반응하는 시간은 현저히 줄어들고 있다. 우리는 외부 자극을 받고 뇌가 결정을 내리면, 이를 받아 몸이 움직이는 일상의 경험을 회복해야 한다. 디지털 문명이 인간을 뇌와 손가락만 발달한 기형적인 '외계인'으로 만들지 않도록, 아날로그적인 경험을 통해 우리 몸의 자극과 반응에 균형을 잡아 줘야 한다.

평소의 불안과 불면 관리

① 움직이자, 움직임을 통해 일상을 회복하자

많은 사람이 건강을 위해서 운동이 중요하다는 것은 알지만, 운동이 뇌에 미치는 영향도 크다는 사실은 잘 알지 못하는 것 같다.

몸을 움직여 뇌의 전전두피질을 자극하자. 정서나 느낌을 이성적으로 다루게 되면 변연계가 움직인다. 그러면 인간의 식욕, 수면 등 신체 기능을 조절하는 시상하부의 화학적 연결이 증가한다. 또한 그 역도 성립한다. 이를테면 소리 내어 "감사합니다.", "고맙습니다."를 입에 달고 살면 이 말이 청각을 통해 뇌에 들어가 대뇌피질이 인식하고, 이를 변연계가 기억하면 마지막으로 자율신경 중추인 시상하부가 움직인다. 이 과정에서 세로토닌과 도파민 수치가 올라가 몸에 생기가 돌며 활력을 찾는다. 그리고 시상하부 바로 밑에 있는 뇌하수체 후엽에서는 옥시토신(oxytocin)이 분비되는데, 그 덕에 미래를 낙관하게 되고 공감능력도 증가한다. 당연히 심박수와 혈압이 낮아지고 수면의 질도 좋아져, 면역체계가 향상되면서 불안감과 우울감도 감소한다. 결국 운동을 하면 계획하고 행동하고 적극적으로 삶에 참여할 확률이 높아지니, 이후에는 운동을 더 많이 하게 된다. 운동과 뇌 기능 전환의 선순환이다.

약간 숨이 찰 정도로 30분간 실내자전거를 타면 기억력이 좋아지고 두뇌활동이 2.5배 높아진다는 메릴랜드 대학의 연구 결과는 매우 흥미롭다. 또 다른 연구도 있다. 매일 한 시간 수영을 시킨 쥐는 베타 아밀로이드(beta Amyloid)라는 물질로 치매를 유발시켜도 치매에 걸리지 않았다. 움직이는 일이야말로 뇌 건강을 지키는 가장 간단하면서도 효과 좋은 방법이다. 뿌린 대로 거두는 자연의 섭리가 우리 몸과 마음에도 적용되는 것이다.

마음이 고될 때는 몸이 도와줄 것이다. 100세가 넘도록 장수하는 분들의 이야기를 들으며 가장 감명받은 것은 단연 노동과 삶을 대하는 그들의 진지한 태도였다. 나이 들어도 계속 노동하는 것이 경제적인 이유만은 아니었으며, 노동은 장수의 주된 비결 중 하나였다.

하지만 지나친 노동과 격렬한 운동은 피해야 한다. 과로나 과격한 운동은 수면의 적이다. 각성상태가 지속될 수 있으므로 아무리 몸에 좋은 운동이라도 잠자기 4~6시간 전에 끝내는 것이 좋다.

나는 아침에 침대에서 내려오면 간단한 운동으로 하루를 맞는다.

체조로 시작하여 팔굽혀펴기와 뜀뛰기를 하고, 매트에 누워 근육 이완을 위해 스트레칭, 양팔과 두 다리를 들고 털어 내는 등 30분 정도 가볍게 운동을 한다. 잠을 잘 잤든 못 잤든 하루도 거른 적이 없다. 그 효과는 적지 않은데, 이런 습관적 행동은 피곤한 일상에 적잖이 위로가 되었고, 지금은 힘이 된다. 그래서 힘에 부친다는 생각 없이 매일을 채워 가고 있다. 이렇게 걷기든, 달리기든, 수영이든 모든 운동을 매일 같은 시간에 습관적으로 하면 생활에 리듬과 패턴이 생겨 효능감이 더 커진다.

하루 한두 시간 걷기는 내게 이미 생활의 일부다. 식후 30분의 운동은 보약보다 낫다고 하지 않는가? 저녁 식사 후 꾸준히 산책하는 이유다. 움직이는 것은 몸이지만 걷다 보면 세상이 바뀐다. 오감이 예민해지고, 자연 경관에 대한 새로운 인식이 생긴다. 자연히 집요하게 뇌리를 떠나지 않는 세상사와도 거리를 두게 된다. 자기 속에 갇히지 않고 바깥바람을 쐬며 자연과 교감한다. 이처럼 걷기는 싸워 이기는 방법이라기보다는 어려운 시간을 견디면서 일을 쌈박하게 끝내는 비법이다.

또한 발을 제2의 심장이라 하는데, 걷기는 피를 발끝에서 밀어 올려 몸속 곳곳으로 보내며 순환을 원활하게 한다. 중간 빠르기로 걸으면 보폭이 한 뼘 정도 넓어지며 활력이 돈다. 걸을 때는 바른 자세로 걷는 게 효과가 좋다. 팔을 쭉 펴고 앞뒤로 활개를 치되, 앞으로 나간 거리의 두 배를 뒤로 보내면서 걸으면 저절로 허리가 펴진다. 다리도 튼튼해지고 머리도 맑아진다. 나는 소소한 일을 보러 다닐 때 어지간해선 자동차를 타지 않고 걷는다.

우리 몸은 정직하다. 움직이는 만큼 신체가 건강해진다. 근육은 사용하면 할수록 다시 생기는 조직이다. 골격 근육은 2주만 쓰지 않아도 근육량이 30퍼센트 감소하고, 나이 들면서 자연스럽게 위축되기도 한다. 뇌도 마찬가지다. 두뇌 용량은 40세 이후 매년 0.5퍼센트씩 줄어든다. 그래도 다행인 것은 기억중추인 해마는 나이에 덜 민감하다는 것이다. 그러니 몸과 마음의 건강을 위해서는 부지런히 움직이고 단련할 일이다.

내가 40여 년째 과천을 떠나지 못하고 사는 것은 과천이 산으로 둘러싸여 있어서 산을 오르내리며 좋은 컨디션을 유지할 수 있어서다. 아무 생각 없이 산길을 두세 시간 걸으면 삶에 찌든 묵은 때를 벗겨내듯 몸이 개운하고, 무엇보다도 더부룩한 위장이 비워져서 식욕이 생긴다. 덩달아 기분이 좋아지면서 생각이 긍정적으로 바뀌고, 몸은 다시 활력을 찾는다.

과도하게 자신을 혹사하고 '반드시 잘 해내리라' 하며 몸과 마음을 각성시키지 말라. 내 몸의 컨디션이 좋아야 일도 긍정적으로 진행할 수 있다. 정신력과 의지도 건강이 바탕이 되어야 만들어진다. 먼저 자신을 돌보고 살피며 응원하는 실천이 필요하다.

② 자신이 받은 축복을 하나씩 되새기면서 헤아리자

가장 좋은 수면제는 자신이 받은 축복을 하나씩 되새기면서 헤아리는 것이다.

스트레스 의학의 대부 셀리에 교수의 고별 강연이 청중의 박수 속에서 끝났을 때 한 학생이 박사 앞을 가로막으며 스트레스 홍수 시대를 살아야 하는 비결을 질문했다. 박사는 청년의 질문에 주저 없이 한 마디를 남기고 강단을 떠났다고 한다.

"Appreciation(감사)!"

감사하고 살아라. 이것이 바로 스트레스 대가의 마지막 조언이었다.[4]

감사는 주어진 모든 것을 긍정적으로 음미하는 마음의 상태다. 삶의 조건에 따라 흔들리지 않고 부정적인 생각과 행위를 직접 무너뜨릴 수 있는 강력한 도구다. 가난하고 굶주리는 와중에도 따스한 햇볕에 고마움을 느낄 수 있고, 반대로 부와 권력을 소유했더라도 불평한마디로 짜증을 낼 수 있다.

감사는 불안도 줄여 준다. 걱정과 불안은 모두 무언가 나쁜 일이 생길 수 있다는 가능성에서 생겨난다. 삶이 거저 주어지는 선물로 다가오면 우리는 있는 그대로 감사할 수 있다. 반대로 삶이 선물이 아닌 당연한 권리로 여겨지면 그 순간 감사는 사라진다.

"양지바른 이 자리는 내가 임자야." 파스칼이 한 말이다.[5] 세상을 선물이 아닌 쟁취의 대상으로 보는 순간 고통은 시작된다.

깊은 밤, 고요한 시간은 깨어 있지 않으면 느낄 수 없다. 깊은 밤은 나 자신을 온전히 마주할 수 있는 축복의 시간이다. 교회에 나가기

———— 4 이시형, 『뇌력혁명』, 북클라우드, 2013, 79~84쪽.
5 알렉상드르 졸리앙, 성귀수 옮김, 『나를 아프게 하는 것이 나를 강하게 만든다』, 책읽는수요일, 2013, 49쪽.

시작하면서 마음에 여운으로 남고, 때로는 도전적으로 다가오는 성경 구절이 있다.

> 항상 기뻐하라. 쉬지 말고 기도하라. 범사에 감사하라. ― 데살로니가
> 전서 5:16-18

어떻게 범사에 감사할 수 있을까? 그때그때 시시(時時)로 드리는 기도, 곧 시도(時禱)를 통해서다. 하나님이 주는 메시지는 분명하다. 그것은 바로 기뻐하고, 기도하면 감사하게 된다는 것이다. 평범한 권고로 들리지만 여기에 '항상, 쉬지 말고, 범사에(always, continually, in all circumstances)'라는 수식어를 첨부하면 우리에게 큰 도전이 된다.

나같이 믿음이 약한 사람은 벼랑 끝에 서 있을 때 힘을 받지 못한다. 그리스도에게서 얻을 수 있는 기쁨이 없으니, 조금만 환경이 어려우면 금방 우울해하고 불평하고 원망하고 짜증 내게 된다. 감사하기에 앞서 기도가 필요한 이유다. 그런데 나의 기도는 늘 제자리에 있고 겉돈다. 믿음이 약하니 은혜의 문을 여는 열쇠가 내 손에 쥐어지지 않았다. 그래서 먼저 생명을 주신 하나님의 은혜를 떠올리며 기쁨을 찾아내야 한다. 그리고 끊임없이 기도하면서 원망을 떨쳐 내야 한다.

'왜 하필 나에게(Why me?)'라는 말 대신 '내가 뭐라고(Why not?)'로 바꾸어 보자. 그리고 기도할 때는 가슴 앞에서 두 손을 펴고 모아서 손에 쥐고 있는 것을 놓아 버리자. 이런 물리적인 행동 변화가 마음도 바꾸어 준다. 성령의 터치라 할까, 위안이 찾아온다.

타인과 나를 비교하는 감사는 항상 기뻐할 수 있는 감사가 아니다. 기뻐할 만한 일이 있어서 감사하는 것이 아니라 절대적이고 조건 없는 감사가 진정한 감사이다. 만일 나만 빼고 모두가 행복하고 즐거운 나날을 보내는 것 같다고 생각되면 SNS를 끊고 내 삶에 집중해 보자. 감사의 비결은 작고 하찮은 일의 의미를 찾아 나서는 데 있다. 내일은 오늘보다 낫고, 비가 온 후에는 무지개가 뜰 거라는 믿음의 힘에 맡겨 보면 어떨까?

사람은 행복해지고 싶다는 소망만으로도 행복할 수 있다. "행복은 손에 잡히지 않아서 행복하다."[6]라고 한다. 한편 소망으로 시작하여 감사로 끝나는 것이 기도다. 기도의 깊이는 믿음의 깊이고, 믿음의 깊이는 벼랑 끝에 서 있는 절박함의 깊이다. 절박할수록 더 큰 소망을 가지고 몸과 마음이 기뻐하는 방법을 알고 익히면 때와 곳을 가리지 않고 항상 기뻐할 수 있다. 기뻐하는 자에게 하나님은 평온을 주신다. 그리고 감사의 감정을 자주 느낄수록 삶의 만족도는 높아진다.

③ 몸이 힘들면 하던 일을 멈추고, 한숨 돌리며 마음에도 쉼을 주자

일에 능률이 떨어지고 집중이 어려울 때는 다른 활동을 해 보라는 조언도 많다. 하지만 나는 우선 자신의 상태를 확인하고, 필요하다면 충분히 휴식하라고 말하고 싶다. 인간은 육체적으로나 정신적으로

---

6 괴테의 희곡 「이피게니아」에 나오는 이야기이다. P.G. 해머튼, 『지적 생활의 즐거움』, 리수, 2015, 213쪽.

스스로를 통제할 수 없을 때 무기력해진다. 내일을 위해 에너지를 비축하는 것이 필요하다.

뇌는 혈액의 15퍼센트를 쓰면서 몸과 감각과 느낌으로 생각을 대체한다. 우리 뇌가 받아들이는 정보의 80퍼센트는 시각을 통한 것이고, 망막을 포함한 시각피질이 뇌가 소모하는 에너지의 많은 양을 사용한다. 시각 정보는 청각이나 후각 정보와 달리 마치 실제로 체험한 것처럼 현실감을 더해 주고, 때로는 직접 경험한 것으로 착각하게 만들기도 한다. 그래서 휴대폰이나 대중매체가 쏟아 내는 시각 자극에 현대인의 뇌는 쉴 겨를이 없다. 눈을 감고 쉬지 않으면 안 된다. 나는 집 안 곳곳에 눈가리개를 두고 필요할 때 착용하는데, 그때마다 시각을 차단한 어둠이 주는 휴식에 감사하고 있다.

뇌가 피곤하면 마음의 여유가 없어져 사소한 문제도 그냥 지나치지 않게 된다. 별것 아닌 고민거리도 불현듯 크게 부각되어 마음을 괴롭힌다. 큰 강이 소리 내어 흐르지 않듯, 원초적인 불안이나 공포는 소리 없이 다가온다. 또 감정에 반응하는 편도체의 반응속도가 빨라 쉽게 제어되지 않는다. 그래서 이런 부정적 감정은 쉽게 줄어들지 않고 곱씹고 되뇔수록 오히려 강화된다. 이때는 '작은 힘으로 버티면 큰 힘에 갇힌다'는 『손자병법』의 지혜를 빌려 보자. 두려움의 실체를 인정하고 이를 드러내 새로운 관계를 맺으면서 수용하거나, 아니면 일단 재빨리 도망간 후 힘을 길러 후일을 도모해야 한다.

그러기 위해서는 지금 하고 있는 일을 즉각 멈추고 전혀 다른 일을 하거나, 주변 사물로 눈을 돌려 이완 모드로 들어가 보자. 평소에 심호흡으로 호흡을 조절하거나 뇌와 몸을 연결하는 목 근육의 이완 방법을 익혀 두면 도움이 된다. 얼굴에 갑자기 찬물만 뿌려도 미주신경이 자극되어 심장박동수가 느려진다. 이렇게 뇌의 다른 부위를 자극하여 스트레스를 받고 있는 부위에서 벗어나는 것도 하나의 방법이다.

신경해부학자 질 볼트 테일러(Jill Bolte Taylor) 박사의 권고도 참고해 보자. 그녀는 30대 중반 뇌졸중으로 쓰러져 왼뇌 기능의 대부분을 상실하고서도 8년여의 회복 기간을 가지면서 대부분 극복했던 생생한 경험을 말하고 있다. 우리 뇌는 우주의 생명력과 연결되어 지금 여기만을 사는 오른뇌와 과거를 분석하고 평가하여 미래를 설계하는 왼뇌로 분리되어 있다. 그리고 이들 양측 반구의 뇌가 조화를 이루어 우리는 하루하루의 삶을 살아간다.

감정을 몸으로 느낀 방법을 터득하며 그녀가 감정에 대해 강조한 90초의 법칙이 있다. 자동적으로 활성화되는 변연계 감정 프로그램은 활성화되었다가 멈추는 데 90초가 소요된다. 예컨대 아드레날린 같은 화학물질은 90초가 걸리고, 옥시토신은 약 5분, 그리고 코르티솔은 한 시간 이상, 두 시간까지도 지속된다.[7] 그러다 보니 일단 분노나 불안 같은 나쁜 감정이 찾아오면 그 감정에 완전히 굴복하고 긍정적 생각과 몸짓을 더해 가면서 90초를 견디라는 말이다. 만일 90초 후에도 여전히 화가 나고 두렵다면 감정에 자신의 생각을 덧씌웠기 때문이다. 90

---

7 딘 버넷 지음, 임수미 옮김, 『뇌 이야기』, 미래의 창, 2018, 165쪽.

초의 지혜로운 선택이 악마를 물리친다.[8]

평소에 스트레스를 덜 받고 살려면 어떻게 해야 할까? 해답은 몸과 마음이 마치 이중주를 연주하듯 주위 환경과 호흡을 같이하는 것이다. 일상에서 벗어나 생활에 변화를 주면서 삶의 에너지를 그때그때 충전해 가야 한다. 또 자신을 몰아붙이며 느끼는 소소한 좌절과 우울감은 그때그때 해소하여 감정의 낭비를 줄여야 한다.

우리 불안과 불행의 절반은 남이 나를 어떻게 생각할까 신경 쓰기 때문에 생긴다. 내 인생을 살기도 바쁜데 쓸데없이 남과 비교하고, 자책하고, 사소한 일에까지 촉각을 곤두세우고 예민해질 필요가 있을까? 불필요한 곳에 소모되는 에너지를 줄여야 활력이 유지된다. 쉰다는 것은 전신이 이완되어 편안한 상태에 드는 것이다. 각자 자신에 맞는 이완 방식을 찾되, 어떤 시도를 하든 의욕이 지나쳐서 또다시 자신을 괴롭히지 않아야 한다.

심신을 이완하고 회복시키는 최고의 방법은 수면이다. 나는 평소에 잠에 대해 만들어 놓은 루틴이 있다. 앞에서 얘기했듯이 오후 늦게부터는 과도한 업무나 신경 써야 할 일을 줄이고 늘 하던 일에 집중한다. 침실에 들기 전에는 스스로 '나는 졸린다, 마음이 평온하다'와 같이 자기암시를 통해 의식적으로 머릿속을 가볍게 하고 기분 좋게 라디오를 듣는다. 이어폰을 끼고 가만히 눈을 감고 누워 있으면 라디

—— 8 질 볼트 테일러, 장호연 옮김, 『나는 내가 죽었다고 생각했습니다』, 월북, 2019, 148~149쪽.

오에서 흘러나오는 소리에 집중하게 되고, 에너지 소모도 줄어서 평안을 찾을 수 있다.

얼굴, 특히 눈 주위의 근육들의 긴장이 풀리고 떠도는 생각들이 사라지고 나면 내가 시도하는 결정적인 방법이 있다. 두 눈을 감은 상태에서 모든 생각과 감각이 눈동자의 뒤쪽 후두엽에서 뇌 속 깊은 시상하부로 휩쓸려가 버리는 상태를 상상하고 몸을 내맡기는 것이다. 그러다 보면 나도 모르게 잠이 든다. 이 방법은 낮잠에도, 숙면에도 효험이 있었다. 이렇게 상상하는 것은 사람마다 각자 자기에게 맞는 방법을 찾아야 할 것이다. 아무튼 나는 이처럼 버틸 수 있도록 습관을 만들어 놓으니, 복잡한 생각을 멀리하고 걱정거리를 줄일 수 있었다.

일을 대하는 태도에도 이를 적용할 수 있다. 성급하게 일과 문제를 다스리려고 하면 힘에 부치고 오히려 일을 그르칠 때가 있다. 그때마다 자신의 능력을 탓하게 되고, 과도하게 자신을 비하하기까지 하게 되니 안타까운 일이다.

많은 사람이 알고 있듯 우리는 쉼에서 새 힘을 얻을 수 있다. 충분히 쉬게 되면 하루하루가 상쾌하고 심신이 건강해진다. 마음을 열고 동시에 몸을 움직여 삶의 스타일을 바꾸어 나가자. 조급해 하거나 낙담하지도 말자. 그저 어깨를 내려 긴장을 풀고 감사함으로 평안과 기쁨을 간구하자. 그러는 사이 우리의 몸과 마음도 제자리를 찾아 균형을 유지할 수 있을 것이다.

2장

강박과 두려움으로부터
자유로워지기

두려워 말라

어릴 적 아버지를 따라 산속 밤길을 갈 때였다. 아버지와 도란도란 얘기하면서 가는데도 마치 뒤에 누가 따라오는 것 같았다. 무서워서 자꾸만 뒤돌아보았다. 아버지가 곁에 계셨지만, 내가 처음으로 생생 하게 기억하는 두려움이다.

인간은 왜 두려워할까? 위험이 임박했다고 느끼면 마음이 불안하고 조심하게 되는 것은 당연하다. 생존에 위협을 느끼기 때문이다. 하지만 이런 두려움은 원인이 소멸되면 그냥 사라진다.

문제는 더 깊은 데 있다. 두렵다는 느낌이나 감정은 과연 무엇일까 골몰하고 있던 어느 날, 후배 교수 한 분과 잠시 얘기를 나누던 중 그가 그리스 연해에 있는 섬들을 여행하고 왔다는 이야기를 들었다. 그리고 법정 스님이 『그리스인 조르바』를 소개하면서 저자인 니코스 카잔차키스(Nikos Kazantzakis)의 고향 크레타섬을 찾아 보았다는 이야기도 떠올랐다. 카잔차키스는 자기가 저술한 책 때문에 그리스 정교 회로부터 파문당하여 쓸쓸히 크레타에 묻혔지만, 그가 남긴 말들은 꾸준히 삶의 본질에 대해 묻고 있으며 그의 묘비명 역시 널리 회자되고 있다.

> 내 영혼을 처음으로 뒤흔든 것은 공포나 고통이 아니었고, 쾌감이나 장난도 아니었으며, 자유에 대한 열망이었다. 나는 자유를 찾아야 했지만, 무엇으로부터, 누구로부터 자유가 된다는 말인가?[1]

> 나는 아무것도 바라지 않는다
> 나는 아무것도 두려워하지 않는다
> 나는 자유……[2]

카잔차키스는 평생 자유롭지 못해서 역설적으로 자기 묘비에 이 글을 남겼을까? 아니면 삶의 문을 닫는 그 순간까지 그때그때 욕구를 마음껏 발산함으로써 더 이상 욕구에 얽매이지 않아 진정한 자유인이 될 수 있었던 것인가?

---

[1] 니코스 카잔차키스, 안정효 옮김, 『영혼의 자서전 1』, 열린책들, 2005, 85쪽.
[2] 문학의숲 편집부 엮음, 『법정 스님의 내가 사랑한 책』, 문학의숲, 2010, 163~173쪽에서 재인용.

우리는 무언가를 얻는 데서 행복을 느끼지만 그 물건에 집착하는 순간 자유를 잃게 된다. 때로는 무언가 잃지 않을까 걱정도 한다. 문제는 욕구를 채워서 얻는 행복은 더 큰 욕구를 부른다는 데 있다. 사소한 집착이나 걱정거리도 무슨 일이 일어날지 모르는 위험과 불확실성이 가세하면 그 즉시 불안이나 두려움이 된다. 두려움의 뿌리는 결국 사람의 욕심이고, 미래는 희망과 두려움이 교차할 수밖에 없다. 불안은 생물학적 반응으로 나타나는 정상적인 감정이지만, 이런 욕구가 지나쳐 집착에 빠지고 일상의 불안이 과도하게 되면 집중력이 떨어지고 잠도 설치게 된다. 결국 질서 있는 삶을 영위하기가 어려워진다.

나는 세상에 그렇게 많은 두려움과 공포증이 있는지 몰랐다. 오로지 편안한 잠을 방해하는 걱정의 실체를 알아보려고 테스트를 해 보았는데, 불안과 공포에 대한 테스트 항목이 무려 65개나 되어 깜짝 놀랐다. 그러나 불확실성과 두려움을 인생의 선물로 받아들일 수 있다면, 자유롭게 살 수 있다. 두려움은 고통을 억제하고 시련을 견디게 해 주기 때문이다.

그러면 근심 걱정으로 날 새는 일 없이 숙면하고, 건강하게 살기 위해서는 과연 어떤 태도를 견지해야 하는지 좀 더 구체적으로 답을 구해 보자.

부질없는 걱정은 단잠을 쫓는다

우리가 가장 두려워해야 할 것은 바로 두려움 그 자체다.

이 말은 프랭클린 D. 루즈벨트(Franklin Delano Roosevelt)가 1933년 대통령 취임 연설에서, 대공황에 직면하여 두려움이 팽배해 있는 국민들에게 두려움이라는 것은 두려움 그 자체뿐이니 걱정할 것이 없다며 한 말이다.[3] 루즈벨트는 대공황과 이어지는 2차대전을 승리로 이끌며 오늘날 미국을 세계 제1의 경제대국으로 발돋움시킨 대통령이었지만 그도 30대 말 하지가 마비되는 질병을 겪고 나서 휠체어 신세를 졌다. 그리고 자신의 신체적인 공포와 싸워 장애를 극복한 경험을 바탕으로, 두려움을 이겨 내고 국민을 대공황으로부터 구해 냈다.

또, 창세기에서 '믿음의 조상'이라고 불리는 아브라함에게 하나님이 한 말을 상기해 보자. 처음 나오는 구절은 '두려워하지 말라'다.

> 두려워하지 말라. 나는 네 방패니 네가 받게 될 상이 아주 클 것이다.
> — 창세기 15:1

하나님은 처음부터 채찍을 들 수 없어서 당근을 들었을까? 말씀 그대로 받아들이면 큰 상을 주실 텐데 왜 우리는 그렇게 하지 못하고 두려워할까?

두려움은 자신에 대한 견고한 믿음이 약해졌다는 징표다. 소련의 침공으로 자기 조국 루마니아가 공산화되었을 때 리처드 범브란트(Richard Wurmbrand) 목사가 감옥에서 14년을 살면서 찾아낸 사실이

---

3 팀 보노, 정미나 옮김, 『괜찮아지는 심리학』, 알에이치코리아, 2019, 113~116쪽.

있다. 성경에는 '두려워하지 말라'는 말이 무려 365번이나 나온다는 것이다. 이상준 목사의 분석에 따르면 366회 언급된다고 하는데,[4] 1년은 365일이고, 윤년은 366일이니 세는 관점에 관계없이 절묘하게 1년에 해당한다. 인간이라면 누구에게나 두려움이 1년 내내 날마다 엄습해 올 수 있어서 그랬을까? 매일 두려워하게 되는 나약한 존재, 그런 존재가 바로 인간이다.

그런데 '왜'에 대해서는 말이 없다. 뒤집어 생각해 보자. 만일 삶에 두려움이 없다면 어떻게 될까? 두려움 없는 삶은 원하는 대로 무엇이든 해치우며 사는 무서운 짐승과도 같은 삶일 것이다. 그러니 두려움이 없어야 하는 것이 아니라 두려움에서 자유로워야 한다는 것이 답이다.

걱정이 걱정을 부른다

현대인은 수없이 많은 걱정거리를 안고 살아간다. 잠시 스쳐 가는 걱정도 있지만 밤잠을 설칠 만큼 심각한 것도 있다. 걱정은 두려움을 낳고 우리를 괴롭힌다. 나는 일상에서 뭐든지 인과론적으로 접근하면서 원인을 캐려 한다. 작은 신체적 변화도 추적하여 분석해 보는데, 나름대로 원인 파악이 되는 순간 근심과 걱정이 올라오고, 이것은 곧 미래에 대한 불안으로 이어진다.

---

4 이상준, 『두려움 너머의 삶』, 두란노서원, 2016, 25쪽.

병원에서 약을 처방받으면 성분을 살피거나 몸의 변화와 연계시켜 부질없는 걱정을 한다. 긍정적인 정보가 수없이 있는데도 단 하나의 부정적인 정보에 매몰되어 버린다. 최상의 건강상태이면서도 가벼운 질병에조차 예민하게 반응하다 보면, 염려와 공포가 점점 커져 잠을 설치기 일쑤이다.

그런데 나를 포함해 한국인의 건강염려증은 좀 유별난 편이다. OECD의 「건강통계 2018 보고서」에 따르면 2016년 기준 만 15세 이상 성인을 대상으로 조사한 결과 한국인 중 32.5퍼센트만이 자신의 건강상태가 양호하다고 생각한다. 이는 OECD 평균인 67.5퍼센트의 절반에도 미치지 못하는 것이며, 한국인의 5퍼센트는 실제 병이 없는데도 불구하고 건강염려증을 겪고 있다니, 걱정이 걱정을 부르고 있는 셈이다.

근심은 생명의 적이다. ― 셰익스피어

걱정에 관한 문헌이나 설교 말씀에 거의 예외 없이 인용되는 이야기가 있다. 심리학자 어니 젤린스키(Ernie Zelinski)가 걱정거리에 관해 분석한 책『모르고 사는 즐거움(The Joy of Not Knowing it All)』에 의하면 걱정거리 중에 실제 40퍼센트는 절대 일어나지 않고, 30퍼센트는 미리 걱정하는 것이며 22퍼센트는 무시해도 될 만한 사소한 걱정이라는 것이다. 또 4퍼센트는 불가항력적인 일로, 아무리 걱정해도 소용없는 것이라고 한다. 그러니 마지막 4퍼센트만이 우리가 바꿀 수 있는 걱정인 셈이다. 결과적으로 96퍼센트는 제거해야 할 잡음이고 4퍼센트만이 붙들어야 할 신호라는 것이니 놀라울 수밖에 없다.

그러고 보면 걱정도 모두 자신이 키운 것이라는 말이다. 내일에 대한 염려와 건강에 대한 지나친 걱정만큼 건강에 해로운 것은 없는데도, 우리는 과거의 기억 때문에 '좋지 않은 일이 또 일어나지 않을까' 하는 걱정에 사로잡혀 부질없는 걱정을 하고 있는 것이다.

하지만 나에게 더 큰 문제는 이러저러한 걱정거리가 많다는 것보다, 한 가지 걱정이라도 꼬리에 꼬리를 물고 이어지며 머릿속에 머무는 시간의 총량이 크다는 것이었다. 예를 들어 잠을 잘 자지 못할 때는 온종일 잠 생각만 한다. 다른 일에 주의를 돌리지 못하고 그 속에 갇혀 버려 걱정거리에만 매몰되는 것이 문제였다.

그뿐이 아니다. 나는 평생 양말을 벗으면 뒤집어진 채로 세탁기에 넣은 적이 없다. 신발을 벗을 때도 앞으로 돌려 놓는다. 운전대에 앉기도 전에 주차할 때를 대비해 주차장을 먼저 걱정한다. 사소한 예이지만 시작도 하기 전에 끝을 생각하는 모양새로, 일거수 일투족이 오늘 이 순간이 아니라 내일에 맞추어져 있는 것이다. 이것은 나의 완벽주의적인 기질 때문일 텐데, 일을 하는 데에는 빈틈이 없지만 현재를 살지 못하는 원인이 되어 지금 여기와는 거리가 있는 삶을 만든다.

물론 내일 일이라도 내가 어디로 가야 하는지 알거나 통제할 수 있으면 불안해하지 않는다. 그래서 내일의 계획이 걱정과 고민거리가 되어 잠자리까지 이어지지 않도록 각별히 경계하고 있다.

"아들아, 너는 계획이 다 있구나."

영화 〈기생충〉에 나오는 대사다. '나는 계획을 포기한 지 오래인데' 라는, 삶에 찌든 아버지의 안타까운 고백이다.

희망과 두려움은 뇌의 같은 위치에서 처리하는 감정이다. 물리적으로 이동거리가 가깝다는 것은 뇌의 회로 연결이 그만큼 빠르고 소통이 쉽다는 뜻이다. 계획을 세우는 것과 걱정을 하는 것의 차이는 내측 전전두피질과 전방대상피질에서 일어나는 감정의 자기지향적 처리의 양뿐이라 한다. 즉 미래의 잠재적 시나리오에 '얼마나' 감정적으로 맹렬히 반응하는가의 차이인 것이다.[5]

사실 계획을 세우거나 문제를 해결할 때는 자기 자신 또는 그 밖의 정보들을 미래에 투사하고 그에 따라 예상되는 결과에 어떤 감정이 들지를 평가하는 과정이 포함된다. 걱정도 이런 과정을 거치지만 좀 더 부정적인 감정이 채색되어 있다는 점만 다르다. 부연하면 불안장애가 있는 사람이든 건강한 사람이든 걱정을 담당하는 신경회로는 동일하지만, 불안 문제가 있는 사람들은 걱정 상태에 붙잡혀 헤어나지 못한다는 점만 차이가 있다는 것이다.

평소에는 인지적 행위를 맡은 전전두엽이 변연계를 조정하여 정상적으로 작동하다가, 불확실성이 커져 부정적 감정이 우세해지면 전두

---

5 앨릭스 코브, 정지인 옮김, 『우울할 땐 뇌과학』, 심심, 2018, 65~67쪽, 95~97쪽.

엽의 통제 대신 변연계의 편도체가 활성화하여 불안을 증폭시킨다. 그러니 최선을 고집하지 말자. 마음에 여백을 두고 70퍼센트도 훌륭하다는 자세로 미래를 설계하면 내일이 기대되고 희망이 솟는다.

한 동물실험에서 발견한 사실을 예로 들어 보자. 뇌의 기억중추인 해마 옆에는 아몬드 모양의 편도체가 있다. 흔히 감정을 조절하고 공포에 대한 학습에 중요한 역할을 하는 기관으로 알려져 있다. 그런데 동물에게서 이 편도체를 제거하면 어떤 일이 벌어질까? 실험 결과 편도체를 제거한 동물은 응당 두려움을 느껴야 할 대상을 보고도 두려움을 느끼지 못했다. 이를 통해 편도체가 기억에 관여하면서 두려움이라는 감정을 덧입히는 역할을 한다는 사실을 알 수 있다.

문제는 뇌가 정말로 나쁜 경험만이 아니라 우리가 불확실하게 여기는 것도 부정적인 것으로 왜곡하는 경향이 있다는 데 있다. 우울증에 걸린 사람들을 보면 알 수 있다. 그들은 잘 모르는 상황에 직면했을 때 다른 사람들보다 더 최악의 경우를 생각한다. 불안에 민감한 사람은 몸이 조금만 이상해도 큰 문제가 있다고 확신하여 상황을 악화시킨다. 결국 걱정과 계획은 단순한 계획에 부정적인 감정을 덧씌워 걱정으로 인식하느냐 아니냐의 차이다.

불확실한 삶을 살아가는 인간은 누구나 크고 작은 걱정을 안고 살 수밖에 없다. 그러나 단순한 걱정이 아니라 걱정이 삶의 활력을 떨어뜨리고 다시 더욱 걱정하게 만드는 하강나선(下降螺線)으로 빠져드는 것은 경계해야 한다.

1571년 38세의 미셸 몽테뉴(Michel de Montaigne)는 "나의 삶은 끔

찍한 불행으로 가득 차 있었고 그중 대부분은 일어나지도 않은 불행이었다. 인생을 상상의 재앙으로 가득 채우는 것은 걱정과 불안이 손을 잡고 벌이는 농간이다."라고 말했다.[6] 자아 성찰의 아버지 몽테뉴, 그의 성은 프랑스 고어로 산을 가리키며 보르도 와인으로 잘 알려진 프랑스 남서부의 산이 그의 영지다. 그런데 그가 자유를 구가했던 곳은 산이 아닌 도서관이었다. 그는 고난 중에 살아갈 힘을 얻기 위해 사색하고 글을 쓰기 시작했다. 살기 위해 일종의 독서 치유를 실천했던 셈이다. 그의 성찰적 에세이에 사람들이 오늘날까지도 열광하는 이유다.

정민 교수는 한 산문집에서 "옛날 임포는 매화 365그루를 심어 놓고 날짜를 매화 한 그루씩으로 헤아렸다."라는 말을 인용하면서 매화 속에 깃든 정신을 얻으면 붓끝이 생동하고, 손이 춤추고 발이 뛸 거라고[7] 했다. 일생을 추워도 향기를 팔지 않는다는 매화를 보고 있노라면 하루하루 마음자리에 두려움을 심을지 매화를 심을지가 그렇게 어려운 결정은 아닌데, 그게 쉽지 않다. 일과 삶의 시소가 어느 한쪽으로 과도하게 기울 때 적신호가 켜진다는 사실을 알고 있으니, 매사에 균형을 찾는 데 힘을 써야 할 것이다.

나는 한동안 일과 삶의 밸런스(워라밸)를 넘어 '워라인(Work-Life Integration)'의 삶을 살았다. 모든 것은 내가 신중하게 선택해서 이루

6 앨릭스 코브, 정지인 옮김, 앞의 책, 67쪽.
7 정민, 『사람을 읽고 책과 만나다』, 김영사, 2019, 152쪽.

어진 일이었으므로 지나치게 건강 염려증이 있다든가 도처에 두려움이 있어 거기서 헤어 나오지 못한 것은 아니었다. 다만 학문의 길에서 좌절하고 내적으로 공허했을 때 그 스트레스가 불편한 잠으로 이어진 것이 문제였다. 저녁이 없는 삶이 아니라 오히려 대가 없이 주어진 저녁이 불편한 잠의 단초를 제공했다고나 할까?

하루하루 다람쥐 쳇바퀴 돌 듯 일상이 지루하거나, 혹은 정체성이 흔들려 방황하게 되거나 기분이 저조하면 걱정거리가 도드라졌다. 그럴 때면 정성스럽게 나무를 가꾸듯 닫힌 마음을 열고 내면을 들여다보려고 했다. 내 안의 나와 대화하며 얽힌 생각들을 풀어내야 했다. 순수하게 자신을 가꾸는 마음가짐이 일상화되려면 상당한 훈련이 필요한데, 이를 피하지 않도록 힘을 쏟았다.

먹이를 주는 놈이 이긴다

나는 아메리카 원주민 체로키 족의 할아버지와 손자가 나누는 이야기를 내 손주들에게 자주 해 준다. 어린 나이부터 지혜를 구하고 얻으며 성장하기를 바라기 때문이다. 크리스토퍼 거머(Christopher K. Germer)가 지은 『오늘부터 나에게 친절하기로 했다』에 실린 내용을 여기에 옮겨 본다.

할아버지가 손자에게 "얘들아, 우리 모두 내면에는 두 마리 늑대가 살고 있단다. 한 마리는 악하고 다른 한 마리는 착한 늑대지. 마음속에

오가는 생각들을 잘 살펴보면 어떨 때는 슬픔, 탐욕, 시기, 질투, 분노, 거짓, 죄의식, 열등감과 우월감 같은 악한 늑대가 찾아오고, 다른 때는 연민, 사랑, 희망, 환희, 평온, 겸손, 친절, 공감, 관대함 같은 착한 늑대가 찾아와 이 둘 사이에 다툼이 자주 일어난단다."고 말했다. "어느 늑대가 싸움에서 이기나요?" 손자의 질문에 대한 할아버지 대답이 멋지다. "너희들이 먹이를 주는 놈이지."[8]

살면서 누구나 선한 늑대와 악한 늑대를 상대한다. 모든 역설이 공존하는 곳이 사람 사는 세상이다. 선악 대립은 태초의 에덴동산에서부터 시작된 영원한 주제가 아닌가. 나는 선악과에서 탄생한 원죄를 들먹이면 마치 물이 얼어 버리는 임계점에 도달하듯 사고의 흐름이 굳어 버린다. 생명이 생명을 먹지 않으면 살 수 없어 원죄가 탄생하는가.[9] 화학자의 눈에 비치는 인간은 선하지도 악하지도 않다. 인간의 본성은 몸과 마음, 그리고 환경이 삼위일체로 엮여 움직이는 신경계에서 찾을 수 있고, 선과 악은 이들 신경망의 연결 중심에 있는 화학물질의 차이가 빚어내는 서로 다른 마음이자 행동일 뿐이다. 그래서 내가 가슴에 새기는 성경 구절은 따로 있다.

"오직 각 사람이 시험을 받는 것은 자기 욕심에 끌려 미혹됨이니 욕심이 잉태한즉 죄를 낳고 죄가 장성한즉 사망을 낳느니라."(야고보

---

8 크리스토퍼 거머, 서광 스님, 김정숙, 한창호 옮김, 『오늘부터 나에게 친절하기로 했다』, 더퀘스트, 2018, 178~179쪽.
9 박경리, 『버리고 갈 것만 남아서 참 홀가분하다』, 마로니에스, 2008, 98~99쪽.

서 1:14~15).

일그러진 욕망은 진실을 가리고 세상을 어둡게 한다.

나는 한적한 시골에서 어린 시절을 보냈다. 해야 할 공부보다는 들로 산으로 뛰어다니며 놀았다. 종일 놀아도 시간은 언제나 내 편이어서, 하고 싶은 일은 뭉게뭉게 피어오르기만 했다. 그러나 요즘 아이들은 다르다. 어려서부터 온갖 정보에 노출되고, 한가한 생활과는 담을 쌓고 산다. 그래서 나보다 훨씬 강한 내면세계를 가져야 한다는 노파심이 생겼다. 착한 늑대를 키우도록 당부하는 이유다.

거머는 감정이란 본질적으로 우리가 강화하거나 약화시킬 수 있는 습관이라 한다. 이 말은 선이든 악이든 선택의 순간에 우리가 어떤 고정된 이미지나 이념에 경도되어 있으면 습관적으로 어느 한 감정에 먹이를 주는 결과를 초래한다는 것이다. 감정이 대상이나 실체가 아니기 때문에 자기도 모르게 그런 행동을 한다. 그러니 긍정적인 감정을 기르려면 매 순간을 온전하게 받아들이려는 유연한 자아감각이 필요하고, 반대로 왜 이런 일이 일어났을까 저항하며 삶의 모든 환경을 통제하려 하면 부정적 감정에 먹잇감을 줄 수도 있다. 사고의 균형이 필요하다. 지혜로운 선택은 부드러움이 강함을 이기고 낮은 곳으로 임하면 편안해진다는 만물의 변화 방식을 따르는 것이다. 성공과 실패는 모두 삶의 빛과 그림자일 뿐이다. 자신에게 엄격하면서도 때로는 연약한 자신을 끌어안는 관대한 사람이 착한 늑대에게 먹이를 주며 하루하루 꿈을 향해 나아가다 보면 비로소 선택에서 자유로운 균형 있는 삶을 구가할 수 있을 것이다.

걱정과 불안은 뇌가 원래 설계된 대로 작동한 결과 생겨나는 것이다. 이 둘은 엄연히 다르지만 서로 연관된 개념이다. 불안해하지 않으면서 걱정할 수 있고, 걱정하지 않으면서 불안해할 수도 있다. 걱정이 주로 생각을 기반으로 하는 일시적인 긴장 상태의 인지작용인데 비해 불안은 잠재적 문제를 구체적으로 느끼는 것이다.

언제부턴가 나는 걱정과 불안의 뿌리가 어디에 있는지 찾아내 불안이 커지기 전에 그 싹을 자르려 노력했다. 효과가 있었다. 걱정은 기분을 저조하게 만들고, 기분이 나빠지면 걱정이 더 심해지니, 그야말로 전형적인 하강나선이다. 처음에는 완벽하게 합리적인 걱정에서 시작하지만 부정확한 가정을 덧붙이면서 걱정이 눈덩이처럼 불어나 점점 통제할 수 없는 상황으로 치닫는다. 티베트 속담에 "걱정을 해서 걱정이 없어지면 걱정이 없겠네."라는 말이 틀리지 않다.

내 불안의 단초는 잠을 잘 자지 못했던 과거의 경험이었다. 과거가 문제의 시작이라면 철저하게 이를 이미 지난 일로 넘겨 버리고 무의식적인 감정의 노예가 되지 않아야 한다. 하루 못 잤다고 해서 틈만 나면 부족한 잠을 보충해야지, 하는 생각을 달고 살면 오히려 잠에서 멀어진다. 지금 이대로도 괜찮고 견딜 만하다고 생각하면 진정한 해탈의 자유를 얻는다. 눈앞에서 벌어지는 일을 당연하게 받아들이고 감정을 섞지 않게 된다. 갓 태어난 아이들이 아무 거리낌 없이 불구덩이 속으로 발걸음을 옮기는 것을 보라. 위험을 경험하지 못했기 때문이다.

당신은 심호흡을 하고 매사 다 잘될 거라고 스스로를 다독이는가, 아니면 흥분해서 좌불안석하는가? 미래의 잠재적 시나리오에 자신이 감정적으로 맹렬히 반응하고 있다면 그 일차적인 해결책은 몸에서 일어나는 변화를 불행으로 인식하지 않고 새롭게 해석하는 것이다. 감정을 세분화하여 자극의 경중을 가린 후 생각과 섞이지 않도록 과거의 부정적 기억을 분리해 보자. 한 걸음 물러서 주의를 기울여 다시 상황을 인식하는 것만으로도 '내가 왜 이러나' 하고 되뇌며 안정을 찾을 수 있을 것이다.

이처럼 전전두엽을 쉽게 하고 주의를 딴 데로 돌리기에 좋은 방법은 많다. 이럴 때는 음악을 듣는 등 청각보다는 물고기 수조를 보거나 그림을 보는 것처럼 시각을 이용하는 것이 더 효과적이다. 하지만 무엇보다도 좋은 것은 몸에 기록된 정보의 활용이다. 몸에 배어 있는 운동은 무념무상으로 머릿속을 비워도 두뇌의 신경망이 균형을 이루는 통로다. 뇌는 한 번에 두 가지 일을 하지 못한다. 몸 근육을 긴장시켰다 이완하는 운동을 반복하여 점진적으로 긴장을 해소해 가면 약간의 다른 신체적 증상, 예컨대 힘이 빠지거나 심박수 증가 등과 같은 자율신경 부조화를 흡수할 수 있고, 가바(Gaba)라는 신경전달물질을 분비시켜 불안감을 줄일 수 있다.

우리는 어떤 위험 앞에서 맞서 싸워 이겨낼 것인지, 도망갈 것인지 선택해야 할 때가 종종 있다. 나는 그때그때 처한 상황에 따라 선택과 행동을 달리했다. 예컨대 잠자리 환경이 바뀌거나 며칠째 잠을 못 자서 몸과 마음이 바닥까지 내려갔다고 판단되면, 어느 정도 회복될 때까지는 수면제의 도움을 청했다. 견디기 어려운 고통보다는 며칠 약물의 도움을 받아 버틸 체력을 회복하자는, 일종의 마음 거래를 한 것이다. 하지만 며칠 동안 잠을 못 잤을 때는 그럴 만한 이유를 찾아 그것을 전적으로 받아들이고 버텼다. 그러면 대부분 며칠 내로 정상으로 돌아왔고, 심각한 불면 단계까지는 가지 않았다. 돌이켜 보면 몇 가지 원칙을 세워 그때그때 잠드는 연습을 했던 경험이 일련의 효과적인 수행이었다.

사태를 낙관하는 것이 걱정을 줄이는 첫걸음

골렘(Golem) 효과와 피그말리온(Pigmalion) 효과라 부르는 심리학 용어들이 있다. 이는 부정적인 기대나 믿음은 부정적 결과를, 긍정적 기대는 긍정적 결과를 낳는다는 것으로, 어떤 생각이나 습관이 일단 말로 뱉고 나면 일종의 자기암시가 되어 유사한 결과를 가져오는 것을 말한다. 생각과 믿음이 일종의 예언처럼 인식되고, 현실처럼 느껴지게 되는 것이다. 그러니 "비관주의자는 기회 있을 때마다 난관과 어려움을 먼저 본다. 반면 낙관주의자는 난관에 부딪칠 때마다 기회를 본다."라는 말을 거듭 새겨야 하리라.

우리 앞길을 가로막고 있는 난관이나 어려움 같은 장벽도 다 이유가 있다. 무엇을 얼마나 절실하게 원하는지 깨달을 수 있는 하나의 기회를 제공해 주기 때문이다. 카네기멜론대학에서 컴퓨터공학을 강의

했던 랜디 포시(Randy Pausch)가 그의 저서 『마지막 강의』에서 한 얘기다.

랜디 포시 교수는, 어떤 암 전문 병원은 환자들의 내원 예약을 6개월 단위로 잡는데, 이는 환자들에게 6개월은 당연히 살아 있을 것이라고 의사가 말하는 것과 다름없는 낙관적인 신호가 된다고 말한다. 환자들은 "그때까지는 살아 있겠지. 그리고 다음에 병원에 갈 때는 어쩌면 좋은 소식이 있을지도 몰라. 낙관과 현실 사이에 건강한 균형, 100만 명 중에 하나라는 바로 그런 행운의 사람이 될 수 있다는 것을 상상하는 것이 너무 좋다."라고 말한다. 자신의 암이 예후가 좋지 않다는 사실을 알게 된 담당 의사가 "꽤 오래 살아 있을 사람처럼 행동하라."는 충고를 해 주었을 때도 그는 이미 의사보다 훨씬 앞서 나가 있었다.

"선생님, 나는 막 새 오픈카를 샀고 정관절제술을 받았어요. 더 이상 무엇을 바라세요?"

암을 또 하나의 인생 경험으로 기꺼이 받아들이려 노력하는 모습과 아직 죽지 않았으므로 그 누구보다도 살아 있는 것처럼 살고 있는 여유와 자유로움. 이런 마음가짐은 어디에서 올까? 그는 낙관론자이지만 어떤 결정이 필요할 때면 종종 일어날 수 있는 일 중 가장 최악의 상황을 그려 본다고 한다. 늑대에 물리지 않도록 말이다.

낙관론자로 살 수 있게 해 주는 한 가지 전제 조건은 어떤 혼란이 닥쳐도 해결할 수 있는 긴급 대비책은 있어야 한다는 것이다. 피해를 최소화할 수 있는 적절한 대책을 가지고 있으면 결정적인 사태는 없을 테니, 잡다한 걱정거리에서 벗어날 수 있다. 대비책을 마련한다는 것은 앞으로 나가기 위한 긍정의 첫걸음이다.

당신은 낙관과 비관 중 어느 쪽에 기울어 있는가? 본인의 생각을 파악하는 것이 먼저다. 뇌는 상상과 현실을 구분하지 못한다. 뇌의 이러한 특성은 강점이자 약점이 될 수 있다. 좋은 일이 일어날 수 있다고 인정만 하는 것이 아니라, 정말 일어날 것이라고 기대하는가? '오늘 못 자면 내일 더 잘 수 있을 텐데.' 이렇게 긍정적인 사건을 기대하는 것은 복측 전방대상피질을 활성화할 뿐 아니라 편도체 통제를 돕는 전전두 영역까지 활성화한다. 성공을 예감하면 세로토닌과 도파민이 분비된다. 물리적으로 예측할 수 있는 사실이 아니라 단지 생각하는 것만으로 상황이 바뀌고 문제가 해결될 수 있는 것이다.

앞에서도 여러 차례 얘기했지만 낙관적인 생활태도를 습관화하여 플러스 발상을 강화하는 것이 건강한 몸과 마음을 지키는 첫걸음이다. 동기부여를 하고 뇌를 바꾸겠다는 목표의식이 중요하다. 그래야 몸과 마음의 훈련에 집중할 수 있다.

나는 잠자기 전후에 즐거운 생각을 하면서 느긋한 기분이 들도록 노력한다. 습관적으로 '나는 요즈음 잘 잔다.'는 생각과 믿음을 갖는다. 이를 생활화함으로써 잠드는 시간에 대한 두려움을 완화할 수 있었다.

불면이 오래 지속되더라도 뇌에 흠이 생긴 것은 결코 아니다. 단지 뉴런이 연결되어 소통하는 방식이 사람마다 다르고, 어느 연결이 끊어지고 어느 연결이 강화되는지에 차이가 있을 뿐이다. 자신을 긍정적으로 돌아보게 되면 언제든지 세로토닌이 촉진되고, 이는 다시 새로운 습관을 강화해 준다. '그때는 내가 왜 그랬지?' 하는 날이 올 것이다. 자신감 회복이야말로 긍정으로 가는 두 번째 걸음이다.

마음의 면역력은 소통으로 강화된다

삶의 단계마다 기쁨도, 슬픔도, 행운도, 불행도 함께한다. 근심을 다른 사람에게 털어놓는 것은 건강에 좋다. 누구나 힘든 고갯길을 넘을 때는 자기 삶을 파편적으로, 퍼즐처럼 받아들인다. 정신과 의사들이 대화치료(talking cure)나 굴뚝치료(chimmney-sweeping)에 매달리는 이유다.[10]

나보다 커 보이는 것이 두려움으로 다가온다. 두려움과 공포를 느낄 때는 그것을 말로 표현하여 누군가에게 전하면 공감을 키우고 더불어 살아가는 지혜를 배울 수 있다. 공감이란 영어로는 'compassion'이다. 즉 고통을 함께하는 것이다. '병은 알려야 고친다.'라는 말이나 '고통을 나누면 반으로 줄어든다.'는 말도 같은 맥락이다. 고통이든 고민이든 마음속 응어리를 풀고 털어 버려야 머릿속이 가벼워지고, 삶이 단순해지고 자유로워진다. 연대의식을 넘어 사랑하는 사람의 고통까지 떠맡으면 잠을 설칠 수도 있다. 고통과 고민은 같이 아파하는 양

---

10 안드레아 게르크, 배명자 옮김, 『우리는 책 앞에서 가장 솔직해진다』, 세종서적, 2019, 118쪽.

방향 통행이지만 고통의 총량은 줄어든다.

나는 어느 순간부터 내가 겪는 어려움을 가까운 친지들과 나누곤 했다. 내키지 않더라도 속내를 꺼내 놓으면 그 자체로 깊은 안도감이 느껴지고 괴로움이 줄어들었다. 마음 문을 열고 약한 모습을 보여 주니 자아는 그만큼 확장되었다. 주위 사람들과 소통하며 상호 이해를 경험하니 그 속에서 다져진 동료의식과 연대의식이 마음의 면역력을 길러 준 것이다.

축구선수 이영표가 한 말이 생각난다. 영어로 'Keep the ball'은 공을 가지고 있지 말고 패스를 잘하라는 뜻이라고 한다. 드리블은 공을 건네줄 사람이 없을 때나 하는 행위다. 공을 잘 지키려면 동료와 볼을 연결해야 한다.

맞는 말이다. 세상 풍파를 줄일 수는 없지만 타인과 나눌 수는 있다. 소통은 상대적으로 나를 키우고 시야를 넓히는 길이다. 언어를 통한 소통은 지속적인 반복과 연습을 통해서 신경망을 바꾸고, 그것은 다시 신체적 변화로 뇌에 기록된다는 사실을 잊지 말자.

근육은 스트레칭을 하지 않으면 굳어진다. 마찬가지로 의식도 확장하지 않으면 생각과 시야가 좁아지고 분별력(prudence)을 잃는다. 어떤 행동이 어떤 결과를 초래할지 심사숙고하는 힘을 갖지 못한다. 마음 그릇은 남이 쉽사리 헤아리기 어려울 만큼 크고 넓어야 한다. 책을 많이 읽고, 음악을 듣고, 취미생활을 하고, 생각이 다른 타인과 섞이면서 마음 수련을 하면 의식이 확장된다. 이것이 바로 마음의 면역력이 강화되는 수순이다.

어려운 사람을 만나면 먼저 손을 내밀고 가진 것을 나누라. 선행(善行)은 몸의 면역력을 높이고 체내에 세로토닌과 옥시토신을 많이 분비시킨다. 전자는 장 연동운동을 돕고 혈소판 응집을 막아 심혈관질환을 예방하고, 후자는 스트레스 호르몬 분비를 줄여 체내 염증반응을 감소시킨다. 실제로 이를 입증한 실험 결과도 있다.

하버드대 행동심리학자 맥클레랜드(McClelland) 박사는 1998년 발표한 연구[11]에서 학생들 132명에게 테레사 수녀의 봉사 모습을 보여주고, 영화를 보기 전과 후에 학생들 침의 면역글로불린 항체(이뮤노글로불린 Ig A) 수치를 조사하였다. 그 결과 영화를 보고 난 후 학생들의 50퍼센트 정도에게서 면역글로불린 항체 농도가 증가한 것을 확인할 수 있었다. 이 효과는 즉각 상승해서 길게는 몇 주간 지속되었다. 긴장하면 침이 마르고 선한 일을 하면 침 분비량이 늘어나는 것은 부교감신경이 활성화되어 나타난 현상이다. 테레사 수녀의 삶을 보는 것만으로도 학생들의 면역항체가 증가했는데, 직접 선한 행동을 하면 어떻겠는가?

가치 지향적 삶을 살면 물질적으로 궁핍하더라도 행복을 느낄 수 있다. 감사, 사랑, 용서, 관대함 같은 가치에 의미를 부여하고 나눔을

---

11 David C. McClelland, Carol Kirshnit, *Psychology and Health* 2 (1), 31-52, 1988- Taylor & Francis ; Mark Newmeyer etal, *Int J. of Emergency Mental Health and Human Resilience*, 16, pp.13-19, 2014. "The Mother Teresa Effect : The Modulation of Spirituality inusing The CISM Model with Mental Health Service Providers."

통해 따뜻한 마음을 주고받으면 기쁨과 행복이 넘친다. 자연히 부정적인 감정처리가 줄어들고 몸과 마음이 건강하게 유지된다. 고난과 역경을 헤쳐 나가고 걱정과 염려로부터 벗어나는 비결은 결국 먹고 운동하고 사랑하는 단순한 삶에 있다.

기억자아가 높은 사람

살아온 어제와 살아갈 내일은 별개가 아니다. 생생한 삶의 끈이 이들을 묶고 있다. 일을 하다 보니 후회와 미련이 남고, 일을 하려니 불안과 걱정이 앞서는 것이다. 그러나 이런 자서전적 삶의 기억이 없으면 과거도 없고, 미래도 없다. 기억은 생존에 필수적인 요소이자 정체성의 핵심이다.

기억의 중심에는 엄지손가락만 한 크기의 해마가 있다. 노르에피네프린(noradrenaline)과 에피네프린(epinephrine)이 기억이라는 정보를 해마에 심어 놓고, 반복되는 학습과 경험을 통해서 뇌세포 수가 늘어나고 시냅스의 세기가 강화되면서 3차원 그물망이 만들어진다. 이렇게 형성된 신경회로 네트워크가 기억으로 인식되는 것이다.

장단기 기억에서 절차든 서술이든 반복연습을 통해 자동화되는 부분은 의식적으로 생각하지 않아도 된다. 뇌가 에너지 소모를 줄이기 위해 더 이상 그것에 신경 쓰지 않는 것이다. 어제와 오늘을 겹쳐서 서로 다른, 남는 부분이 없다면 잘 기억나지 않는 것도 이에 해당한다. 그런데 앞에서도 얘기했듯 공포의 경험은 일회성이라도 오래 남는다. 나쁜 기억이 오래가는 것은 생존본능과 관계되어 있기 때문이다. 현재 남아 있는 것은 실체가 아닌 기억뿐인데도, 그것이 우리를 계속 위협하며 괴롭히는 것이다.

그렇다면 행복한 과거는 붙들고, 어두운 과거는 선택적으로 지울 수 있을까? 불가능하지는 않을 것이다. 하버드 의대 정신과 교수인 조지 E. 베일런트(George Eman Vaillant)는 행복의 일곱 가지 조건 중 고난과 불행에 대응하는 성숙한 방어기제를 으뜸으로 꼽았다. 자기애적 방어기제나 신경증적이고 미성숙한 방어기제는 대인관계를 불편하게 하고, 이에 민감한 사람에게는 상처를 준다. 우리는 남 탓을 하면서 자기 행동을 합리화하거나 필요 이상으로 자신을 억압하여 움츠러들지는 않는지 생각해 봐야 한다.

과거 고통의 크기가 크거나 적다는 것 자체는 문제가 되지 않는다. 행복은 고통에 어떻게 대응하는가, 즉 고통과 시련을 감내할 내성을 키우고 내면을 점검하여 성숙하게 대처할 수 있는가에 달려 있다. 기억하는 자아는 사건의 전체 맥락 속에서 전체가 아닌 최고의 순간이나 결말에 더 큰 관심을 갖는다. 이런 인지 착각 때문에 정점과 종점에서의 고통이 삶에 영향을 미친다.

산모가 인간이 겪는 고통 중 으뜸에 속하는 출산의 고통을 겪고도 출산 전체의 기억을 긍정적으로 간직하게 된다는 사실이 이를 잘 말해 준다. 분만 마지막 순간 분비되는 코르티솔(cortisol)과 엔도르핀(endorphin)이 산모의 기분을 좋게 하고 안도감을 주기 때문이다. 결국 인간이 경험할 수 있는 최고 수준의 고통이라 할지라도 잊어버리게 되고 마지막 순간의 기억이 압도하여 출산을 이어 갈 수 있게 하는 것이니, 참으로 오묘하지 않은가!

기억자아가 높은 사람은 고난과 역경 같은 기억에도 긍정적 의미를 부여한다. 심리학자들이 자주 인용하는 '긍정 효과'는 고통과는 다르게 작용한다. 한 번의 큰 즐거움보다는 여러 번 경험한 작은 즐거움이 효과가 크다. 예컨대 공감, 이해, 인정, 찬성 같은 좋은 기분과 긍정적 감정을 얼마나 자주 느끼느냐가 행복을 좌우한다. 그러므로 작은 실수나 불행은 대수롭지 않게 받아들이고, 자신을 자책하지 않아야 한다.

그러고 보면 행복은 소소한 일상에 있음을 다시 한번 확인할 수 있다. 고통의 기억을 지우고 행복을 붙들 수 있는 답은 결국 기억자아를 강화하여 회복 탄력성을 높이는 데 있다.

현재에 초점을 맞추자

잠시라도 기억에서 자유롭기 위해 현재 생각을 멈추고 지금 여기의 순간에 충실해 보자. 사람들에게 버킷리스트를 물으면 많은 이들이 여행을 1순위로 꼽는다. 여행 중 낯선 세계에 적응하다 보면 시간 가는 줄 모른다. 새로운 환경이 지금, 여기에 몰두하기를 강요하기 때문이다. 이처럼 외부 세계에 압도되면 그 순간 자기를 잊게 된다.

여행 얘기가 나오니 니코스 카잔차키스가 태어나고 묻힌 크레타섬에 가 보고 싶다. 앤서니 퀸이 주연한 영화 〈그리스인 조르바〉 속 하얀 모래와 청록색 바닷물도 보고 싶고, 읽을 줄 모르는 희랍어라도 찾아 보고, 아내와 함께 묻힌 그의 묘와 묘비에 쓰여 있는 글귀도 확인해 보고 싶다.

달려가고 싶은 마음은 굴뚝같지만, 나는 시간에서 자유롭지 못하다. 글재주도 없고 글쓰기도 일천한 주제에 '책으로 책의 자리를 지키게 하겠다'는 야심이 나를 괴롭히고 있기 때문이다. 특별할 것 없는 일상이라도 삶의 열정이 넘치는 조르바처럼, 일할 때는 갈탄이 되고 산투르를 연주할 때는 산투르가 되는 영혼의 자유를 구가할 날은 언제 어떤 모습으로 오려는지, 기다림을 배우고 있다.

법정 스님은 순간을 온전히 사는 인간이 가장 자연스러운 인간이라고 말했다. 꿈과 여행이 아니라도 행동과 의식이 하나가 되는 순간 우리는 몰입을 경험한다. 친구들과 얘기를 나누고 농담을 던지며 너털웃음을 웃다 보면 시간 가는 줄 모른다. 아이들이 방에서 놀 때를 보라. 누가 들어가도 모르고 정신없이 놀이에 빠져 있다. 친구가 아니더라도 그저 사람이 많은 곳으로 가서 섞여들기만 해도 하강나선은 멈춘다. 같은 청소를 하더라도 한눈 팔지 않고 스스로 정한 규칙에 따라 하던 일을 열심히 하면 자기를 의식하지 못하고 몸과 마음, 영혼이 어느새 하나가 된다. 이처럼 자기도 모르게 무언가에 빠져들기 위해서는 스스로 정해서 하는 일이 너무 어려워도, 너무 쉬워도, 안 된다. 목표보다는 과정이 중요하다.[12] 긍정에너지가 순간순간 삶

───── 12 안드레아 게르크, 배명자 옮김, 앞의 책, 155~156쪽.

을 압도할 수 있어야 한다. 그러면 순간순간이 그대를 놓아두지 않는 조르바와 같은 삶을 살 수 있을 것이다.

▲

회피하지 않고 돌파한다,
천문(千聞)이 천문(天問)이다

살다 보면 크고 작은 고난을 겪는다. 나는 딱히 생존을 위협할 만한 고통은 겪지 않고 평탄한 삶을 살았다. 또 잠을 못 잤던 기억과 자기 위해 시도했다가 실패한 경험이 한동안 머릿속을 떠나지 않았을 뿐, 잠을 못 잔 것이 트라우마로 남지는 않았다. 그래서 소소한 어려움이 있을 때마다 특별할 것 없는 대처방식을 택했지만, 그것만으로도 적잖은 위로와 적절한 해결 방법이 되었다.

고통이 극에 달하면 어떻게 처신해야 할까?

〈천문: 하늘에 묻는다〉라는 영화가 있다. 조선 최고의 발명가 장영실과 세종이 하늘과 시간을 만드는 이야기를 다룬 영화이다. 영화에서는 세상을 내려다만 보는 세종도, 하늘에는 천출인 자기의 별은 없다는 장

영실도 밤하늘의 별을 쳐다보면서 마음의 위안을 얻는다.

고통이 극에 달하면 우리는 하늘에 길을 물어야 할까? 그렇다면 일천 번은 듣고(千聞) 물어(問天) 지혜를 구해야만 답을 내려 줄 것이다. 흉터 없이는 상처가 아물지 않고, 마음의 상처는 덧나기 일쑤다. 또 흉터를 감출 수는 있어도 지워지지 않는다.

사람들이 오랜 세월 트라우마를 마주하며 찾아낸 순환원리가 있다. 물질을 다루는 과학자가 이런 주제를 다루는 것은 조금은 주제넘는 일이기는 하지만, 워낙에 무거운 주제라 머리를 식혀 가는 의미에서 스트레스를 받고도 상처를 모르는 물질세계와 대비시켜 상처의 회복에 관한 원론적 얘기를 해 보려 한다. 외상이든 내상이든 트라우마도 고분자물질로 이루어진 몸과 마음의 상처이고 고통의 본질을 이해하는 것이 회복의 첫걸음이기 때문이다.

트라우마의 4단계 순환고리 — 좌절, 투쟁, 적응, 회복

트라우마는 보통 마음의 깊은 상처를 말한다. 정신적 충격이자 신체적 가해로 몸과 마음이 겪는 대표적인 고통이다. 의지와 상관없이 뇌와 몸에 기억되고 되살아나서 재발이 쉽고, 치유과정도 길다.

트라우마를 극복하려면 좌절, 투쟁, 적응, 회복이라는 4단계를 거쳐야 한다. 좌절하고 투쟁한다는 것은 고통 없이는 회복할 수 없다는 반증이다. 두려움이 있다면 우선 이를 낱낱이 드러내 놓고 그 원인을 함께 분석하고 줄여 가야 한다. 과거의 트라우마가 현재를 지배하면 안 된다. 전환점을 만들어야 한다. 잔가지 몇 개 잘라 낸다고 나무가 죽는 게 아니다. 새 가지는 계속 나온다. 그렇다고 단번에 뿌리째 뽑으려 하면 안 된다. 생각의 싹을 잘라 버리는 것으로 회피하려고 하면 문제는 더 커진다. 고통스러운 기억은 억누를수록 더 생생하게 떠오르지만, 생각을 생각으로 인정하고 내려놓으면 재발하거나 악화하지 않는다. 고통을 감내하고 수용하려면 시기 선택도 중요하다.

벌레 먹은 나뭇잎이 아름답다는 시를 본 적 있다. 나무가 혹독한 추위를 견디기 위해서는 자신을 살리고 누군가를 먹여 살리는 이파리조차 시름시름 말려서 바람에 날려 버린다. 어려운 상황에서도 성장을 지속하는 자연에서 배울 일이다.

삶의 위기로부터 도망치려 하지 말라. 인간관계에서 발생한 마음속 응어리는 새로운 관계로 풀어야 한다. 맞설 용기도 힘도 소진되어 자신을 지킬 수 없거든, 일단 도움을 청하라. 무서워서 도망가면 개도 알아보고 뒤축을 문다고 하지 않던가. "주여, 나를 불쌍히 여기시고 힘을 주소서."라고 간구하는 기도를 하라. 내면의 힘을 조금씩 비축하면서 상대를 인정하고 적응하면 긍정적인 변화와 부정적인 변화 모두를 보는 안목이 생기고, 트라우마 해소에 한 걸음 다가설 수 있다.

트라우마 벗어던지기

① 글쓰기를 통해 고통을 정면으로 마주하기

누군가에게 상처를 준 사람은 자기 행동에 대해서 깊이 생각하지 않는다. 하지만 상처를 받은 사람은 다르다. 왜 그랬을까 생각하고 원인을 고민한다. 그러다 가끔은 상처받았다는 사실에 매몰되어 버리기도 한다. 그러나 상처에 사로잡히면 상처는 아물지 않는다. 공지영 작가는 '상처는 치유를 통해 존재한다'고 말한다. 상처를 주었든 받았든 치유가 되려면 고통을 정면으로 마주해야 한다. 아픔의 원인을 헤집고 찾아야 한다. 자신의 언행을 성찰하고 그 고통의 시간이 지나면 삶에 새 살이 돋는다. 결과적으로 상처를 통해서 더 나은 미래를 불러올 수 있고, 치유 과정에서 감사를 경험할 수 있다. 그리고 이 모든 것이 새 삶을 꿈꾸고 이루게 할 것이다. 정면으로 상처를 응시하라. 그래야 자신을 돌아보는 힘과 지혜를 배울 수 있다. 성경에 나오는 욥이 말한 대로 '고통이 인생의 섭리를 깨닫게 하는 신의 뜻'이라면 결국 고통은 더 큰 나를 찾으라는 신호이리라.

누구나 고통 앞에서는 무언가 마음의 평화를 추동할 계기가 필요하다. 그래서 마치 운동선수가 반복된 동작으로 근육의 지구력과 힘을 키우듯 산을 오르고, 숲을 걷고, 번잡스러운 곳을 떠나 한적한 성지를 산책하고 기도를 하거나, 지치도록 달리거나 자전거를 타면서 마음을 다스리려고 한다. 그러나 이렇게 감정을 억누르고 통제하는 것보다는 수용하는 자세가 바람직하다. 수용은 내면의 자유로운 마음가짐이다. 수용의 첫걸음은 상처에 매인 마음부터 놓아 주는 것이다. 두려움이나 공포, 또는 불필요한 죄책감에서 한 걸음 물러나 객관적으로 자신을 바라보는 것이다.

이를 위한 가장 효과적이고 검증된 방법의 하나가 글쓰기다.[1] 자신의 가치관이 무엇인지, 하루의 활동이 자신의 가치관과 어떤 관계에 있었는지 글로 쓴다. 개인적 신념과 가치관을 적다 보면 욕망이 구체화되고 일상의 삶이 되살아나 내일을 기대할 수 있게 된다.

글 속에 내려놓을 것은 또 있다. 과거에 매여 있는 나쁜 기억이나 불안과 공포 같은 감정이다. 이를 적나라하게 드러낸 후 나중에 이를 다시 읽어 보면 이런 감정들이 나를 떠나 한 발짝 비켜 있음을 알아차릴 수 있다. 사태를 객관적이고 긍정적으로 바라보는 첫 걸음마를 뗀 것이다. 이렇게 얽힌 실타래를 풀어 나가듯 차분하게, 천천히 마음을 구체화하여 글로 쓰면 안도감과 함께 자유가 찾아온다.

무슨 활동이든 시작할 때보다 끝내고 되돌아올 때 마음이 가벼워진다면 평강으로 한 발짝 옮긴 셈이다. 이런 발걸음을 지속하면 끊어진 연결고리가 이어지고 아픈 만큼 성장하게 된다. 살아가노라면 아픔은 점점 더 무뎌지고, 강해지면서 서서히 적응된다. 시간이 걸릴 수밖에 없다. 뇌가 부정적 감정을 잊는 데에도 최소 2개월이 필요하다. 이 단계가 지나면 비로소 내성이 생기고 회복 단계에 이른다. 얼마나 빨리 회복하느냐는 사람에 따라 다르다. 회복 탄력성(resilience)

—— 1 켈리 맥고니걸, 신예경 옮김, 『스트레스의 힘』, 21세기북스, 2015, 204쪽.

은 각자 다르기 때문이다.

② 회복 탄력성과 물질의 반발탄성이란?

회복 탄력성은 주어진 내외적 자원을 효과적으로 활용하는 능력, 혹은 역경을 성숙한 경험으로 바꾸는 능력이라고 정의할 수 있다. 즉, 사람이 역경과 고난을 이겨내면서 쓰러지지 않고 다시 회복할 수 있는 '정신적 저항력'이다.

회복 탄력성이 높으면 실수에 민감하지만 실수를 두려워하지 않고 삶의 모든 사건을 긍정적으로 받아들일 수 있다. 물질을 다루는 과학자는 탄성체가 바닥을 치고 올라오는 회복 탄력성을 반발탄성으로 해석한다. 회복과 반발의 영어 단어는 'resilience'로 같이 쓰이지만 어감 차이가 크다. 관점에 따라서 양극을 달린다.

반발은 일종의 투쟁이다. 그것은 에너지를 잃지 않고 깨지지 않으려는 몸부림이다. 반면 회복은 상처를 받고 원상으로 돌아오는 데 방점을 찍는 것이다.

나는 학생들한테 물질의 점탄성 특성을 가르치면서 딱 하나의 변수에 주목하게 한다. 바로 '시간'이다. 고분자 재료는 거의 모든 특성이 시간과 함께 변해 간다. 스트레스를 받고 되돌아오는 물질계의 회복 탄력성은 어떨까? 결론적으로 고분자 소재가 주를 이루는 모든 물체는 환경과 교감하며 끊임없이 움직이므로 타이밍이 중요하다. 야구공을 예로 들어 이러한 고분자 예술의 의미를 깊이 새길 수 있다.

스트레스로부터 안전하고 확실하게, 빠르게 벗어나는 방법은 현상과 대상을 긍정적으로 생각하고 평가하는 것이다. 모든 일은 우리를 둘러싼 환경 속에서 무조건 부정적이거나 긍정적일 수 없다. 상황은 변하기 마련이다. 그러니 극단적으로, 감정적으로 문제를 바라보면 탄력성을 잃을 수밖에 없다. 의도적으로, 습관적으로, 반복적으로 현상을 긍정적으로 사고해야 한다. 그래야 회복 탄력성을 강화하여 스트레스를 물리칠 수 있다.

여기서 잠시, 물질계의 반발탄성력을 야구공으로 살펴보자. 홈런 타자 얘기로 시작해 보겠다. SK와이번스(현 SSG 랜더스)의 최정 선수는 3년간 내리 40개 이상의 홈런을 치다가 2018년 최악의 부진을 겪었다. 그러나 그는 멋지게 부진의 늪에서 빠져나와 타격감을 살려 냈다. 최정 선수는 타격이 살아난 비결을 '몸이 기억했던 것을 몸과 마음이 기억하게 바꾼 것'이라고 말했다. 순발력이 떨어지자 배트를 짧게 잡고, 전성기 때의 기억을 이성적으로 분석하여 몸동작과 마음이 함께하도록 했다는 것이다. 운동선수도 나이를 먹으면 변화가 불가피하다. 단순하게 몸의 감각적 기억에만 의존하면 그 생명이 짧을 수밖에 없다.

2019년 우리나라 프로야구계는 규정과 규칙을 일부 개정했다. 프로야구 공인구의 반발계수 허용범위를 0.4134~0.4374에서 0.4034~0.4234로 0.01 낮춘 것이다.[2] 보통 반발계수가 0.01 정도 커지면 비거리는 2m 정도 늘어난다. 내가 놀란 것은 사람이 행사하는 수치와 그 조정 폭, 그리고 유효숫자가 무려 네 개라는 데 있다.

겉으로 보기엔 야구공은 다 같다. 같은 크기, 같은 재질에 제조공법까지 별반 다르지 않다. 그래도 가죽의 품질이나 봉합기술력에 따라 반발계수가 다르고, 사람의 회복 탄력성처럼 천차만별이다. 일반적으로 당구공처럼 딱딱한 강체끼리는 반발계수가 0.93 정도로 탄성충돌에 가깝다. 당구공은 합성수지의 효시라 일컫는 베이클랜드 수지로 만들어 플라스틱 시대를 열어 준 고마운 제품이다. 플라스틱은 150여 년 전 당구가 미국 상류사회의 오락 활동으로 자리 잡자 코끼리 상아로 만들던 당구공을 대체하기 위해 개발되었고, 오늘날에도 낚시, 스키, 등산 등 대부분의 여가용품에 없어서는 안 될 필수소재로 사용되고 있다.

야구공은 반발계수가 당구공의 절반도 안 된다. 사람이 치고 받고 하므로 반발계수가 분명 달라야 한다. 뿐만 아니라 같은 고분자 재질이라도 속가죽이나 겉을 봉합하는 실과 같은 재료의 특성이 주위 환경 변화에 민감하다. 투수나 타자가 받는 느낌에도 큰 차이가 있다. 그런데 공인된 야구공의 반발계수가 0.4 정도로 정해졌다는 것은 회복되는 에너지가 40퍼센트 수준으로 절반 이하라는 것이다. 이 정도 수치로 정착된 것에는 어떤 의미가 내포되어 있을까? 내가 보기에는 공을 다루는 사람과 경기의 흥미가 절묘하게 어울려 나타난 결과다.

---

2 KBO 보도자료. https://www.koreabaseball.com/News/Notice/View.aspx?bdSe=533

탄성충돌은 충격이 그대로 사람한테 전해져 불편하다. 사람과 사람, 사람과 사물이 부딪칠 때 반발하기보다는 60퍼센트 정도 수용하는 쪽으로 중심을 조금 옮겨 놓으면 적당한 스트레스를 받으며 박진감 있게 살아갈 수 있을 것이다.

고분자의 본질로 들어가면 흥미로운 사실이 더 있다. 전방위 외부 압박에 가장 잘 견디는 재료는 당구공이나 쇠처럼 강한 재료가 아니다. 유연한 고무다. 고무의 반발계수는 사슬들이 서로 묶인 정도에 따라 달라지지만 대체로 0.75 정도다. 아무리 높은 압력이 가해져도 주름이 잡히지 않는 재료는 고무가 유일하다. 고무줄을 수천 번 늘였다 놨다 스트레스를 가해도 열 받거나 열이 나지 않는 것이 이를 입증한다. 고무의 이렇게 막강한 외유내강 물격(物格)은 바탕 재질인 고분자 사슬 마디마디가 자유롭고 길게 연결되어 나타나는 성질에 기인한다. 엔트로피 극대화라는 원리를 구현하는 것이 바로 고무다.

게다가 고무 복합재는 히스테리시스(hysteresis) 특성이 강하게 나타난다. 같은 길을 갈 때보다는 돌아올 때 힘이 덜 든다. 우리들이 일상에서 경험하듯 가고 오는 경로 의존성이 크다는 얘기다. 이 에너지 차를 줄여야 열이 적게 나고 회복이 빠르다. 그런데 고무의 유연성이 회복한계를 넘어 극한에 이르면 원재료 고분자에 따라 물질 상태에 차이가 발생한다. 고무나무에서 채취한 천연고무는 견디다 못해 플라스틱으로 변신한다. 스스로 질서 있게 정돈하며 뭉쳐서 강인한 플라스틱으로 바뀌어 물격이 180도 달라지는 것이다. 하지만 인간이 만들어 낸 합성고무는 스스로 강해지지 못하고 파괴되어 버린다. 그래서 트럭이나 버스처럼 하중을 많이 받는 차는 천연고무 타이어를 선호한다.

고무든 섬유든 변화에 대처하는 천연소재의 아름다움은 하나의 예술이다. 우리들도 시시때때로 맞게 되는 스트레스에 맞서 승리하기 위해서는 이런 천연소재처럼 상황을 관리해 가야 한다. 한계상황에 직면하면 자신의 본성을 바꾸어 스스로 강해지며 파괴되지 않는 천연고무처럼 말이다.

③ 회복 탄력성을 높이는 훈련 - 휴식, 긍정, 관계

정신의학 전문가가 회복 탄력성을 키우기 위해 공통적으로 강조하는 세 가지가 있다. 휴식, 긍정, 그리고 관계다.

트라우마에 좌절하고 그것과 투쟁하는 단계가 없거나 강도가 낮으면 내상이 크지 않으니 당연히 회복 속도가 빠를 것이다. 반면에 상처에 대한 태도가 안으로 향해 자신의 선택에 대해 후회하고 자책하고 원망하면 트라우마는 재생산될 수밖에 없다. 상처가 깊어지고 더디게 아문다. 코로나 팬데믹을 통해 내가 깨달은 바가 하나 있다. 포유동물끼리 주고받는 사스, 에볼라, 메르스, 코로나바이러스 같은 인수 공통 바이러스라면 인간과의 물리적 거리가 가까운 쥐나 박쥐에서 감염이 시작될 확률이 제일 높다. 그것은 이들이 바이러스를 적으로 대하지 않고 항체를 만들지 않는 독특한 면역체계를 갖고 있어서다. 쥐나 박쥐가 종이 다양하고 수적으로 지구상에 제일 많은 것도 이런 놀라운 환경적응력 때문이다. 인간관계에도 비슷한 생각을 해

볼 수 있다. '누구든지 네 오른편 뺨을 치거든 왼편도 돌려대(마태복음 5장 39절)'는 것처럼 일절 대적하지 않고 응하는 사람은 스트레스를 모르고 살 것이다. 그렇지만 현실적으로는 사람마다 스트레스를 받는 강도가 달라 회복 탄력성에도 차이가 난다. 지혜로운 처신은 어떤 것일까?

나의 스트레스 대처방식은 일과 휴식, 과거와 현재, 대적하는 상대와 나 등 삶의 여러 관계에 따라 다르다. 최상의 대책은 나이와 상황에 따라 그 시소가 어느 한쪽으로 기울지 않게 유지하는 것이다. 너무 많은 에너지를 쓰지 않도록 그 선을 넘지 않아야 한다.

평소 나의 생활신조는 앞서 손자들한테 했던 권고와 다르지 않다. 나는 싸움을 걸지 않지만, 싸움에서 쉽게 물러서지도 않는다. 불필요한 갈등이나 욕구는 줄이고, 부당한 요구는 바로 거절하고, 화가 치밀어 오르면 한 템포 늦춘다. 내면의 평화를 지키는 방식이다. 하지만 때로는 불의에 맞서 불편한 진실을 얘기하고, 세상을 바꾸어야 할 때는 싸움도 마다하지 않는다. 그것은 내가 평교수라는 직업에 최고의 가치를 두고 있기에 어느 누구 앞에서도 위압감을 느끼지 않고, 또 잘 보여야 한다는 생각도 없었기 때문이다. 늘 자신의 선택을 최상으로 생각하니 마음이 뿌듯했고 이런 태도가 최고의 선택을 만들어 가는 동력이 되기도 했다.

사람과의 관계에서도 늘 유머를 잃지 않고, 삶의 순간순간을 즐기고, 사람 간에 의미 있는 소통을 지속해 나가려고 노력한다. 하지만 상대하기 싫은 경우에는 억지로 내 얼굴을 감추려 하지 않는다. '누이 좋고 매부 좋은' 식으로 대하는 것은 내 천성과는 거리가 멀다. 나와 맞지 않는 사람한테 가면을 쓰고 시간과 에너지를 낭비하지 않는다.

지나온 날과 살아갈 날의 균형도 중요하다. 쓸데없는 후회보다는 위안거리를 찾을 때도 있고, 과욕으로 버거운 미래를 설계하기보다는 한계를 인식하고 현실에 안주하며 휴식을 취할 때도 있다. 성공도 중요하지만 실수를 대수롭지 않게 생각하는 태도가 더 중요하다. 감당할 만한 좌절은 회복 탄력성을 높이고 더욱 강건하게 해 주기 때문이다.

어느 목사는 진정한 휴식이란 어디론가 훌쩍 떠나는 것이 아니라 하나님께 돌아가는 것이라고 말한다. 고난은 어떤 이에게는 하나님을 향한 소망의 시작일 수 있다. 동의한다. 하지만 소망이 들고나는 통로는 몸이다. 몸부터 제자리를 잡아야 의지대로 움직일 수 있다. 몸에 저장된 마음의 고통도 몸으로 걸러 내야 한다. 가령 가슴이 철렁 내려앉았을 땐 심호흡을 하거나 몸의 감각에 주목하여 안정을 찾으면 된다. 지혜로운 처신은 몸과 마음이 통합하여 의식을 확장하고, 감각을 깨워 몸에 새겨진 상처를 걷어 내는 것이다. 집착을 내려놓고 진정한 휴식으로 나의 몸부터 지키는 것이 트라우마를 치유하는 지름길이다.

④ 마음의 보습제와 인간관계의 황금률

우리의 몸과 마음도 고무처럼 부드러우면 주름지지 않는다. 공자님도 예수님도 "남에게 대접을 받고자 하는 대로 너희도 남에게 대접하라."를 인간 세계의 기본적인 윤리관으로 천명했다. 나의 '마음 보습제'는 바로 이 황금률이다.

어렸을 때 들었던, 어머니와 누나들이 음률에 맞추어 옷감을 다듬는 방망이 소리가 귓가에 맴돈다. 주름을 펴는 데는 방망이도 필요하고 물기도 필요하다. 다림질에 앞서 물을 뿌리거나 빨래가 마르기 전 홍두깨를 두드리는 지혜는 먼저 옷 재질이 부드러워져야 하기 때문이다. 노자는 일찍이 "천하에 물보다 부드럽고 약한 것이 없지만 굳세고 강한 것을 이기는 데 물보다 나은 것이 없다."라고 했다. 우리 선조들은 여기서 더 나아가 옷감을 다듬으면서 마음의 고통까지 참아 냈다. 몸을 움직여 마음을 잡아 근심을 덜어 낸 지혜를 허투루 여겨서는 안 될 것이다.

사람의 회복 탄력성도 몸과 마음의 다듬이질로 커 간다. 깨진 마음의 간극을 메워 부드럽게 이어 주는 보습제도 필요하고, 그저 생각 없이 가슴을 치기만 하는 방망이질도 필요하다. 물기 스며들 듯 마음속 응어리가 풀려야 고난의 주름이 제거된다.

먼저 감당하기 힘든 시기를 다듬돌 위에 올려놓고 마음속 구겨진 주름을 찾아 보라. 그리고 황금률을 떠올리며 역지사지의 태도로 마음 주름을 손질해 보자. 고통이 주는 인생의 의미를 발견할 수 있는 순간이 나타날 것이다. 자신에게 닥친 여러 사건을 대할 때 실수가 실수로, 실패가 실패로 끝나지 않고 자신에게 유리한 방향으로 바뀌게 하라. 정신을 가다듬고 스토리텔링을 해 보면 회복력이 생길 것이다. 내가 확신할 수 있는 것은 나락에 떨어진 충격이 일시적으로 정서적 에너지를 바닥으로 내몰았더라도 회복할 때는 에너지가 그보다 적게 든다는 사실이다. 고난이 가져다준 축복이다. 마음 크기가 고난 크기에 비례하여 확장됨으로써 상대적으로 받는 스트레스가 감소한 것이다.

습관적으로 이런 긍정적인 방식의 다듬이질을 생활화하면 자신의 감정을 인식하고 조절하는 능력이 생기고, 실수나 실패에 대한 두려움이 줄어든다. 에너지의 소실과 축적이라는, 방망이질로 쌓인 경험 에너지가 마음의 강직성을 줄이고 스트레스를 해소하는 데 일조한 것이다. 게다가 바닥 체험은 희망과 용기를 선사하여 긍정 에너지를 키우기까지 한다.

본질적으로 인간은 감정을 공유하며 서로를 치유하는 능력을 지니고 있다. 불면은 나만이 겪는 고통이 아니다. 수많은 사람이 최악의 상황을 상상하면서 불면의 밤을 보내고 있다고 생각하면 안타깝지만, 다른 한편으로는 불면의 고통 속에 있는 사람이 나만이 아니라는 생각에 위안도 되고 용기도 얻는다. 누구에겐가 잠 못 자는 어려움을 얘기하고 고통을 나눌 수 있다. 주위에 내 의견을 들어 줄 수 있는 사람이 없다면 찾아 나서야 한다. 그렇게 해서 한번 어려운 시기를 보내고 나면 파국을 상상할 확률이 줄어들고 강한 정신력이 생긴다.

원활하지 못한 수면으로 일시적으로 기억력이 감퇴된다 해도 그렇게 변화된 기억력의 회복은 더 빠르다는 연구 결과가 있다. 항상성을 찾는 화학작용은 물질변화를 수반하고, 이를 몸이 기억하고 있기 때문이다. 20여 년 전 내가 잠을 못 자고 길을 잃고 헤맬 때 위안을 주던

곡의 가사를 다시 떠올려 본다. 〈The Prayer〉라는 곡인데, 언제 들어
도 감동적이다. 몸과 마음이 편안해지고 생명력이 살아난다.

매일 밤마다 별들이 떠오를 때
우리가 기억하게 하소서
당신이야말로 불멸의 별임을
이것이 내가 하는 기도가 되게 해 주십시오.
우리 삶이 어둠으로 가득할 때
얼마나 깊은 믿음이 있어야 하나요
당신의 은총으로 우리를 그곳으로 이끄시고
믿음을 주셔서 안전하게 하소서.

근심 걱정 덜어 내기,
네 개의 징검다리

물고기는 물속에서 자연스럽게 헤엄을 치지만 물속에 있다는 사실을 모른다. 사람 또한 끊임없이 생각을 하면서도 이를 좀처럼 알아차리지 못한다. 부정적인 생각은 우리가 무언가 다른 행동을 하지 않는 한 짧고 일시적이다. 다른 곳으로 시선을 돌려 보자. 고난 속에 있을 때 긍정적인 생각을 일으키기 위해 기어를 바꾸기는 쉽지 않다. 사람들이 어떤 훈련을 통해 근심 걱정을 이겨 냈는지 살펴보고, 다음의 네 가지를 붙들어 보는 것을 권한다.

① 프란치스코 성인처럼 제 몸을 '당나귀 형제'라 부르며 말을 걸어 보자

13세기 이탈리아의 수도자 성 프란치스코는 자신의 몸을 '도무지 말을 듣지 않고 고집을 피우는 나귀 형제'라고 불렀다. 단련과 훈련

이 필요한 그의 육신은 영혼을 태우고 가는 나귀였다. "주님, 제가 여기 있습니다. 때로 반대편으로 가는 일도 마다 않는, 당나귀처럼 고집 센 몸입니다. 하오나 이 몸과 마음, 당신이 지으셨으니 제 길을 이끌어 주십시오. 당신이 원하시는 때에 당신이 원하는 곳으로 저는 가겠습니다".[1]

앞에서 나는 자유를 얘기했다. 어떤 것에도 집착하지 않고 자유로울 수 있는 길을 어떻게 찾아갈까?

흔히 삶을 연극에 비유하기도 한다. 연극에는 배역을 맡아 연기하는 배우가 있고, 이를 즐기는 관객이 있다. 삶의 주체는 나이지만 때로는 내 삶을, 아니 삶이라는 연극을 관객의 시각으로 옮겨 볼 필요가 있다. 관객의 입장에서 연극에 몰입할 때는 그 순간일 뿐, 연극이 끝나면 연극 속 배우와의 거리를 인식하며 자신의 문제를 객관화할 수 있게 된다. 그러면 문제에 매몰되지 않고 그 문제를 바라볼 수 있다. 집착이 사라지고 한없이 자유로워지는 것이다. 고통을 감내할 수 없을 때는 내 몸을 당나귀 형제라 부르며 무거운 책임감에서 벗어나 자유로운 영혼을 구가해 보자.[2]

② 판단하지 않는 알아차림

불안을 느낄 때는 감정의 관문인 편도체가 활성화한다. 신체감각,

1 황인수 신부, 「시인과 나귀-포조 부스토네 2」, 가톨릭 뉴스 지금여기, 2014. 11. 25. http://www.catholicnews.co.kr/news/articleView.html?idxno=13601
2 혜민 스님, 「영혼의 여정」, 중앙일보, 2020. 1. 8.

예컨대 진땀이 나거나 어깨에 힘이 빠지고 두통, 복통 같은 증상이 나타나는 것은 불안 회로가 작동했기 때문이다. 이를 해결하려면 호흡을 먼저 다스려야 한다. 날숨 시간을 들숨 시간의 두 배로 길게 하여 교감신경 흥분을 낮추고, 부교감신경을 자극해 심장박동수를 떨어뜨려야 한다. 생각을 멈출 수는 없지만 습관적으로 생각을 생각 그대로 받아들이는 심리는 바꿀 수 있다.

사건을 경험하는 것과 그 사건을 표현하는 것은 완전히 다르다. 감정과 인식을 다루는 뇌 영역이 같지 않기 때문이다. 심리치료에서 1차 목표로 삼는 첫 단계는 불안이나 걱정이 피어오르면 이를 판단하지 않고 단순히 그 사실을 알아차리라는 것이다. 감정을 감정으로 다독이는 것보다는 뇌 영역을 바꿔 감정을 알아차리는 인식으로 전환하는 것이 효과적이기 때문이다. 걱정과 불안은 자신을 미래에 투사하는 일이므로, 현재에 몰입하면 걱정과 불안은 존재하지 않는 허상이 된다. 그러면 복내측 전전두피질에서 자신으로 향하는 감정처리가 줄어들고 배외측과 복외측 전전두피질의 활동이 증가해 편도체를 진정시킨다.

지금 일어나고 있는 일에 주의를 기울이고 초점을 '바로 지금' 일어나는 일로 옮겨 보자. 지금은 어떤 마음을 붙잡고 있는가? 그걸 놓아 버리라. 어떤 생각이 스치고 지나가는가? '나는 현명하다.' 또는 '나는 멍청하다.'라고 반복해서 말해 보자. 불교 승려와 요기들이 '판단하지 않는 알아차림(nonjudgemental awareness)'이라고 부르며 감정적 반응을 덧붙이지 않고 현재를 의식하는 수행이 바로 이것이다. 이러

한 마음 챙김 수행은 걱정과 불안의 근원을 제거한다.[3]

'알아차림'처럼 감정을 언어로 옮기는 일이 실제로 뇌 회로를 재배선하고, 기분이 나아지게 하는 데 도움을 준다는 연구 결과는 많다. '나는 두렵다.'와 '나는 두려운 생각을 하고 있구나.' 또는 '두려운 느낌이다.'에는 큰 차이가 있다. 자신을 대상화하여 바라보는 것은 사태를 편향적으로 보지 않고 자신의 진면목에 다가서려는 태도이다. 내가 만들어 낸 허구의 이미지를 버리고 스스로를 객체화함으로써 생각과 감정에 거리를 둘 수 있게 된다. 떠오르는 생각이나 느낌을 나귀 형제의 것으로 하나하나 대상화하면, 그 영향이 줄어들고 고통의 무게는 감소한다. 생각이 오가는 것을 관찰하는 마음 챙김 명상과 같은 맥락이다.

③ 걱정거리 리스트를 만들어 털어 버리자

> 그러므로 내일 일을 위하여 걱정하지 말라. 내일 일은 내일이 맡아 걱정할 것이요, 한 날의 괴로움은 그날에 겪는 것으로 충분하다. — 마태복음 6장 34절

어니 J. 젤린스키(Ernie J. Zelinski)의 『느리게 사는 즐거움(Don't Hurry, Be Happy!)』이란 책에는 아더 랭크라는 영국 실업가가 시도했

---

3 앨릭스 코브, 정지인 옮김, 앞의 책, 78쪽.

던 방법이 소개된다.[4] 그것은 아예 걱정할 시간을 미리 계획하여 마련해 두는 것이다. 그는 정리되지 않은 생각이나 소소한 걱정거리, 그리고 이튿날의 계획까지 매일 노트에 적어 둔 후 요일을 정해 이를 꺼내 읽어 보고 확인한다. 걱정거리의 원인을 파고들기보다 사실만을 기록하면 막연했던 감정의 윤곽과 상처가 더 잘 드러난다. 그리고 이 노트를 매주 심적 부담이 적은 요일에 꺼내 다시 읽어 보고 점검한다. 대개는 며칠이 지나도록 계속 근심거리로 남아 있는 걱정은 거의 없으며, 대부분 사소한 걱정거리에 생각과 감정의 낭비가 컸다는 사실을 확인하게 될 것이다.

예민함에 대해 오랫동안 연구해 온 전홍진 교수가 제시하는 '걱정 리스트 만들기'도 참고해 보자. 자신이 가진 걱정들을 항목별로 구분하여 Ⓐ 지금 당장 해결이 필요한 일, Ⓑ 피할 수 없는 일, Ⓒ 닥쳐서 걱정해도 될 일, Ⓓ 일어날 가능성이 낮은 일로 나누어 1~5 점 척도로 점수를 매긴다. 그런 후 점수를 보고 판단하여 항목별로 대책을 강구하는 것이다.

당장 해야 할 일이 많으면 선택과 집중이 필요하고, 피할 수 없는 일이라면 점수가 높은 것부터 해결하고, 닥쳐서 걱정할 일은 미리 걱정해 봐야 상황이 바뀔 것이므로 그때 가서 신경 쓰고, 일어날 가능성이 낮은 것은 예민한 성격에서 오는 필요 없는 걱정거리로 에너지를 낭비하는 것이므로 털어 내야 한다. 총점이 높으면 걱정 리스트에

---

4 어니 J. 젤린스키, 서수현 옮김, 『느리게 사는 즐거움』, 새론북스, 2008.

서 하나씩 해결책을 만들어 순차적으로 줄여 간다.[5]

걱정 리스트 예시

걱정 정도	내가 가진 걱정들	당장 해결이 필요한 일 (1~5점)	피할 수 없는 일 (1~5점)	닥쳐서 걱정해도 될 일 (1~5점)	일어날 가능성이 낮은 일 (1~5점)
1	자녀가 친구들과 잘 어울려야 할 텐데.	3			
2	자녀가 시험을 잘 봐야 할 텐데.			2	
3	직장 상사를 내일 만나야 하는데 괴롭다.				
4	내일 출근하기 괴롭다.		2		
5	암에 걸리지 않을까 걱정된다.				3
6	아이가 교통사고를 당하지 않을까 걱정된다.				3

글을 쓰는 것은 이성이 지배하는 행위다. 감정과 이성은 시소처럼 어느 하나가 우세하면 다른 하나는 움츠러든다. 이렇게 매일매일 기록하면 그 행위 자체가 감정을 완화시킨다. 따라서 걱정거리를 기록하고 걱정할 시간을 마련해 주는 것도 두려움에서 벗어날 수 있는 방

---

5 전홍진, 『매우 예민한 사람들을 위한 책』, 글항아리, 2020, 19~22쪽, 336~340쪽.

법이다.

④ 통제할 수 있는 일부터 다스리자

미래를 온전히 통제할 수 있다면, 아니 적어도 어느 정도 미래를 예상할 수 있다면 불안할 일은 없을 것이다. 상황을 장악하고 있다고 느끼면 불안과 걱정, 심지어 통증까지 감소한다. 이를테면 논문 발표를 앞두고 있거나 중요한 시험이나 행사가 있을 때는 낮에, 그것도 주로 오전 시간에 머릿속에서 미리 예행연습(simulation)을 해 본다. 그리고 중요 사항을 메모해 두면 훨씬 머리가 가벼워지고 걱정의 정도가 완화된다.

2019년 다녀왔던 남미 여행 중에 잠을 이룰 수 없었던 이유도 불면이 공포로 엄습해 왔기 때문이었다. 그 공포가 사라진 후에야 잠을 잘 수 있었다. 잠재적 불안이든 실제적 공포이든 그 원인을 해소해야 한다. 불안해할수록 두려움은 눈덩이처럼 불어나니, 두려움을 다스리는 일이 만만하지는 않다.

나도 좌절할 때가 여러 번 있었다. 그때마다 내가 했던 일은 직접 통제할 수 있는 일부터 하나씩 끝내는 것이었다. 얼마간 시간이 지나면서 그런 행동이 습관이 되었는지, 단단한 마음 근육을 얻고 강화해 갈 수 있었다.

3장

삶의 의욕과
참된 기쁨 찾아가기

자기를 포기하면 진정한 자아를 찾는다

사람은 정점에 있을 때보다 정점을 향해 올라갈 때가 더 행복하다. 그 과정에서 하루하루 의욕이 넘치고 충만한 삶을 살기 때문이다. 그런데 내려가는 삶은 쓸쓸하고 공허하다.

요즘은 흔히 '사추기'라고도 부르는, 내 나이 53세 때의 일이다. 부모는 떠나보냈고 자식들은 독립하여 곁에 없었다. 소위 말하는 생의 전환기였다. 대학을 다니는 두 딸들은 교환학생으로 외국에 나가 있었는데, 큰딸은 미네소타대학에서 아동심리학 분야 이중학위과정을 이수하고 둘째는 중국 칭화대학에서 중국문화를 배우고 있었다. 모처럼 부부가 단둘이 살게 되자 생각도 감정도 이전과는 다르게 뭔가 복잡했다. 한편으로는 집 안에 빈자리가 보여 허전하기도 했고, 다른 한편으로는 숨 가쁘게 살아온 날에서 벗어나 한숨을 돌리는 듯하여 자유롭고 날아갈 듯한 기분이었다.

아내와 나, 모두 교수로서의 삶도 이제 정점을 지나 연구실을 정리해 가야 하는 시기였다. 그런데 나는 뜻밖에 학술적으로 중요한 발견을 하여 동분서주하지 않을 수 없었다. 최고 등급 학술지에 논문을 게재하여 그 가치를 인정받고 싶고, 산업적으로 가치 있는 내용을 특허 출원하여 기술보호를 받아야 했다. 그러면서 연일 긴장 속에서 새벽에 잠을 설치는 날이 잦아졌다. 여기에 1단계 BK사업단장으로서 분자과학기술학과 최종 평가의 책임도 맡아 이중고를 겪었다.

중년부터는 모든 방면에서 자신이 할 수 있는 최대치의 절반이 조금 넘는 55퍼센트 정도에서 만족할 수 있게 절제의 미덕을 발휘하라고 하는데, 과욕을 부려 달린 탓일까? 불면으로 피로가 누적되고 급기야 몸과 마음이 한계에 이르렀다. 어느 날부터는 만나는 사람마다 안색이 안 좋다면서 어디가 아프냐고 걱정을 하니 인사 받기도 거북했다. 잠에 대한 두려움이 삶의 의욕상실로 이어지고, 나도 모르게 우울감이 찾아왔다. 언젠가는 떠나야 할 삶인데, 정작 두려웠던 것은 죽음이 아니었다. 제자리를 찾지 못하고 삶 속으로 맥없이 파고 들어오는 널부러진 시간이었다.

과중한 업무와 스트레스 속에서 평정심을 유지하기란 기왕에 틀린 일이었고, 어느새 감정의 노예가 되어 내 시간과 삶을 스스로 통제하는 게 어려웠다. 당시 학술적 성과도 컸고 학교에서도 주요하게 역할을 해내고 있었지만, 그것과 별개로 나의 생활은 균형을 잃고 감정과 건강의 혼돈 속으로 곤두박질치고 있었다.

연구 욕심이 불러들인 화(禍)

1970년대 말 플라스틱에서도 전기를 통한다는 사실이 발견된 후 전 세계적으로 많은 연구가 수행되었다. 플라스틱 도전체는 온도가 섭씨 영하 100도 이하로 낮아지면 저항이 급격히 높아져 금속과는 그 거동이 달랐다. 그런데 내가 합성한 '폴리아닐린(Polyaniline)'이라는 고분자는 절대온도 5K(섭씨 영하 268도)까지 저항이 증가하지 않고 순금속성을 보여 주었다. 내 딴에는 학술적으로 의미 있는 발견이라 머릿속이 복잡하게 얽혔다. 갖가지 생각들이 불쑥불쑥 떠오르며 잠을 설쳤다. 영국의 낭만주의자 존 키츠의 시 「잠」에 나오는 구절이 당시 나의 기도였다.

> 어둠 속에서 두더지처럼 사방을 파헤치려고 온 힘을 끌어모으는 내 생각과 탐구 의식으로부터 나를 보호하소서.[1]

불면과 불안으로 잠을 설친 기간은 수년간 지속되었지만 정작 우울감에 지배당해서 무기력해지고 학교에 나가는 것이 부담스러웠던 기간은 6개월 정도였다. 이때 나를 끊임없이 괴롭힌 것은 삶의 의미

---

1 에른스트 페터 피셔, 전대호 옮김, 『밤을 가로질러』, 해나무, 2018, 144쪽.

에 대한 질문이었다. 당시에는 우울증에 대해 알지 못했고, 내가 우울감에 빠져 허덕이고 있다는 것도 몰랐다. 단지 무슨 일을 하든 별다른 가치를 느끼지 못했고 무얼 해도 집중이 되지 않았다. 내가 그동안 의지했던 힘, 즉 지성과 감성, 자아와 의지는 아무 소용이 없었다. 사업에 실패한 것도 아니고 건강에 심각한 문제가 있는 것도 아니었다. 잠을 못 자서 시작된 듯하지만 잠 때문만은 아니었다. 흔히 얘기하는 것처럼 앞만 보고 달려 성공하고 난 후 삶의 의욕을 잃어버리는 '성공 우울증'이 찾아온 것이었을까? 도파민은 목표를 이루어 가는 과정에서 더 많이 분비되는데, 나이와 함께 감소한 도파민이 영향을 미친 것은 아닐까 생각해 보지만, 아무튼 원인이 불분명했다.

삶이 무기력해지니 미래가 암울했을 뿐이다. 삶이 재미가 없어 하루에도 몇 번씩 삶의 의미를 물었으나 대답은 공허했다. 그래서 내린 결론이 '삶의 의미를 물어서는 답이 보이지 않는다.'였다.

사는 것에 무슨 의미가 있나?

사는 것은 무슨 의미가 있을까? 그리고 삶이 위기나 신비로 다가올 때 묻는 이런 물음이 과연 적절한 것일까?

그 대답은 현재의 상황 너머에 있다. 삶의 의미는 하루하루 살아가는 동안은 감추어져 있거나 포착하기 어렵다. 모든 것은 뒤돌아볼 때 그 의미를 얻게 된다. 그리고 의미 있는 시간들이 모여서 삶이 결정된다. 결국 삶의 의미는 삶의 끝자락에야 드러나는 것이 아닐까.

나는 삶의 의미는 살아가는 방식, 곧 과정 속에 있다고 믿는다. 실패한 사람도 실직한 사람도 삶에서 의미를 발견할 수 있다. 의미는 스스로 부여하고 납득할 수 있는 것이다. '자기성취', 더 나아가 '자아실현'은 이루고자 하는 어떤 정점이 아니라 삶의 질적인 과정 안에서 구체화되고 의미를 갖게 된다는 말이다.

우리가 추구하는 행복도 마찬가지다. 자신의 행복을 위해서 무얼 시도하는 순간 그 행복은 사라지므로, 손에 쥐고 있는 행복의 총량은 줄어든다. 누구에게나 행복한지 물어보면 쉽게 대답하지 못하고 망설이는 이유도 여기에서 크게 벗어나지 않을 것이다. 행복은 인생의 의미를 추구하는 과정에서 간접적으로 드러날 뿐이다.

살다 보면 재미있는 일도 있고 의미 있는 일도 있다. 전자는 창조적 삶의 활력소가 되고 후자는 고난 속에서 역경을 이겨 내는 강력한 힘이 된다. 매슬로는 자아성취를 인간의 욕구 중 가장 높은 위치에 올려놓았다. 지금의 나이가 되고 보니 이런 욕구 위계론의 결이 맞지 않아 보이기도 한다. 나이 50을 넘으면 신체적으로 많은 것을 잃어간다. 그렇다고 물론 성장 욕구가 멈추거나 점점 더 불행하다고 느끼는 것도 아니다. 그 반대다. 매사에 긍정적인 감정이 우세하고 분노, 걱정, 우울, 불안 같은 정서는 줄어든다. 그래서 김형석 교수는 인생의 황금기를 60세에서 75세 사이라고도 했다.

왜 일을 하는가? 돈을 벌기 위해서다. 그다음에는 가치 있는 일을 통해 보람과 행복을 더 높이고, 그리고 마지막에는 내 돈을 써가면서라도 이웃과 사회를 돕기 위해서 일을 한다.[2]

김형석 교수님이 쓴 책『백년을 살아보니』에 나오는 일에 관한 글을 발췌한 것이다. 그는 인간이 성장할 수 있는 나이를 75세까지로 보고 그 이후의 나이를 생을 돌아볼 때로 본다. 그는 "90 고개를 넘기면서 자신을 위해 남기고 싶은 것은 다 없어졌다. 오직 남은 것은 한 가지다. 더 많은 사람에게 더 큰 사랑을 베풀 수 있었으면 감사하겠다는 마음뿐이다."[3]라고 고백한다. 끊임없는 자기성찰과 미래를 향한 도전이 식지 않기를 바라는 선생의 마음이 느껴진다.

사람들은 얘기한다. 젊었을 때는 만용이라 할까, 혈기라 할까, 넘치는 열정이 있어야 하고, 주로 일터에서 보내는 장년기(30~60세)에는 자신의 가치를 드러내는 굳건한 신념이 있어야 하고, 늙어서는 신체 변화에 순응하면서 물 흐르듯 살아가는 지혜가 필요하다고. 그런데 나는 장년기의 마지막 고개를 넘어서면서 순전히 개인적인 욕심으로 지혜롭지 못했다. 학자로서 무언가 족적을 남기고 싶었다. 플라

———— 2 김형석,『백년을 살아보니』, 덴스토리, 2016, 32쪽.
    3 위의 책, 50쪽.

스틱 도전체도 금속과 같은 순금속성을 갖는다는 사실을 증명하여 교과서에 단 한 줄이라도 내 업적이 실리기를 바랐던 것이다.

그 결과는 참담했다. 의욕이 지나쳐 신경과민으로 이어졌고, 우울감에 지배당했다. 지금 돌아보면 지식을 넓혀 가고 나누어 주는 삶의 모범을 보여야 할 나이에, 명예에 집착하는 모습으로 그만 실족한 것이다.

젊었을 때는 밤을 새워 가며 논문을 정리하고 공부해도 지장이 없었지만, 50대 중반에 이르니 신체적 기능이 확연히 달라졌다. 새벽에 눈이 말똥말똥해지고 피로가 풀리지 않는 날이 계속되자 몸이 균형을 잃고 전형적인 하강나선이 발동했다. 잠을 못 자서 불안했고, 온종일 머릿속에는 잠을 자야 한다는 생각뿐이었다.

우울감으로 채색된 불면

잠을 못 자니 눈에서는 실핏줄이 터졌다. 눈에 핏기가 가시는 데 1주일이 걸렸다. 이래저래 학교에 나가기도 싫고 강의도, 연구도, 학생을 만나는 일까지도 집중해서 할 수 없었다. 심신 자원이 소진(burn out)되자 극도의 허탈감 속에 삶의 의미를 되묻는 날이 많아졌다.

잠들기 어려운 점 외에 내가 자체적으로 진단한 우울증 소견은 두 가지였다. 불면으로 안색이 좋지 않아 지인들로부터 인사를 받기 싫은 것이 첫째다. "어디 아픈 데 없느냐? 안색이 안 좋다." 등 아무런 생각 없이 건네는 인사말에 기분은 더 가라앉았다. 사람 만나는 것이 두렵거나 불안하지는 않았으나 부담이 컸다. 또, 예전에는 편안하게 했던 일이 더 이상 재미없었다. 그렇게 매사 의욕을 잃은 것이 둘째 다. 강의 준비를 하고 연구하고 학술 논문을 읽어도 무얼 성취하겠다 는 의욕이 줄고 집중력이 떨어졌다.

무슨 문제가 있는 것 같은데, 당시에는 알아차리지 못했다. 대부분 의 질병은 원인이 있어 진단이 용이하다. 그런데 우울증은 그렇지 않 다. 우울증은 단순한 심리적인 문제만이 아니며 뇌에 실질적으로 신 경학적 변화가 따른다고 알려져 있다. 그래서 일련의 증상을 보고 전 문의가 진단하여 판단한다.

앨릭스 코브(Alex Korb)에 따르면 "우울증은 뇌의 회로 중 두 부위 가 오작동해서 생기는 문제"다. 뇌 안의 생각하는 부위인 전전두피 질이 감정을 느끼는 변연계를 조절하는데, 그 기능을 제대로 수행하 지 못해서 생기는 병이라는 것이다. 나는 당시에는 내 상태가 병이라 고는 생각하지 않아 의사진단을 받아 보지는 않았다. 이 책을 집필하 면서 코브가 제시한 우울증 증상 아홉 개 중 나에게 해당하는 것이 몇 가지인가 살펴보았더니 대략 세 가지였고 증상은 경미했다. 그는 다 섯 가지 이상 증상을 2주 동안 매일 겪는다면 우울장애일 가능성이 있다고 판단한다.[4]

당시 나는 2주 이상 잠을 자지 못해서 하루를 견디기조차 힘들었 다. 결국 아주대학교 정신과에 내원하여 3주 치 약을 처방받았다. 그

---

4 앨릭스 코브, 정지인 옮김, 앞의 책, 29쪽.

런데 기대와 달리 처방받은 약은 효과가 바로 나타나지 않았다. 성질 급한 나에게는 도움이 되지 않아, 대략 보름 정도 약을 먹다가 끊었다. 지금 생각해 보면 증상을 완화하는 약의 약효는 구렁이 담 넘어가듯 알게 모르게 나타나야 부작용이 적기에, 담당의사가 그런 약을 처방했던 것 같다.

몸을 움직여 상황을 반전시키자

치유(healing)는 자연적인 과정이다. 그와 반대로 치료(therapy)는 의사가 하는 행위로서 주로 외과적인 처방을 말한다. 약물이나 수술요법은 증상을 감추거나 없애 주기는 하지만 증상을 일으키는 근본 원인을 다루지 않는다. 그러나 치유는 치료 이상의 의미를 갖는다.

우울증을 마음의 병이라고 하지만, 반드시 그런 것만은 아니다. 몸과 마음의 병이라 하는 것이 옳다. 마음 상태, 곧 기분이 표정이나 활동을 통해서 표출되듯, 몸과 마음은 별개가 아니다. 한 치 앞도 보기 힘든 먹구름이 짙게 끼어 있을 때는 모든 것이 어둡게 보인다. 어두운 생각에 물들어 마음이 움츠러드니 몸도 덩달아 움직이기를 싫어한다. 이런 상태에서 벗어나기 위해서는 손에 잡히는 몸을 움직여서 보이지 않는 마음을 잡아야 한다. 혼자서 감당하기 어려울 때는 주위 사람들에게 도움을 청하라. 그래도 불안하고 확신이 안 될 때는 전문의의 도움을 받아라. 이들과 소통하는 자체가 상황 판단을 정확하게 하고, 몸을 움직여 기분전환을 도와준다.

이는 고민을 털어놓고 닫힌 마음을 열며 일종의 마음을 가다듬는 행위다. 시작이 반이다. 이렇게 첫걸음을 시작하면 이미 우울감을 극복하기 위한 7부 능선은 넘어선 셈이다. 그러니 이것저것 핑계 대지 말고 믿고 따라 해 보기를 권한다.

사슴을 쫓는 사람은 산을 보지 못한다(逐鹿者 不見山)

우리 뇌는 두 가지 일을 동시에 하지 못한다. 수리가 공중에서 먹잇감을 탐색하다가 일단 목표물이 정해지면 주위에 더 큰 먹잇감이 있더라도 거들떠보지 않고 돌진하는 이유가 뭐겠는가? 뇌가 탐색에 집중하면 그 모드를 꺼 버린 후에야 다른 모드, 예컨대 행동 모드로 바뀔 수 있다. 어디 그뿐인가. 수리는 사냥감을 향해 직선적으로 날아가지 않고 중력을 최대한 활용하기 위해 수 킬로미터를 직활강하면서 속도를 최고로 높인 후에 수평 방향으로 날아간다. 생존을 위한 사냥의 지혜가 가히 상상을 초월한다.

그 이치를 몸과 마음에 접목하면 우리도 대처 방법을 쉽게 찾을 수 있다. 많은 사람들이 다중작업(멀티태스킹, Multitasking)을 하는데, 이는 뇌 건강에 좋지 않다. 뇌의 전전두엽 한 부위만을 자극하기 때문에 뇌는 과부하가 걸려 스트레스 호르몬인 코르티솔 분비를 촉진하고 역효과를 초래한다. 그 반대로 휴식으로 에너지를 충분히 축적한 후 목표물을 정하고 그것에 집중하여 사냥하는 수리처럼, 한 번에 한 가지 일에 몰입하여 임무를 완성하면 우리 뇌는 보상 호르몬인 도파민을 분비하여 만족감을 준다. 목적 성취를 위해 바쁘게 살다 보면 스트레스가 쌓이는데, 뇌 건강을 위해서는 작은 성취감이라도 느끼는 것이 좋다. 무엇이든지 습관적으로 하지 말고 강한 동기를 갖고 의식적으로 해서 뇌의 다른 부위를 자극해야 한다.

하지현 교수에 의하면 단순한 산책은 탐색과 행동이 동시에 일어날 수 있으나 스위치 하나를 *끄기*에는 역부족이라고 한다.[5] 고민거리가 떠나지 않을 때는 탐색 모드를 더 강한 운동 모드로 뒤집어야 한다. 그래야 전전두엽이 쉬고 소뇌가 활동할 수 있다.

우울감을 느끼고 동작이 움츠러드는 사람의 뇌를 살펴보면 감정이 변연계 내 다른 회로들에까지 영향을 미쳐 잠을 쫓아 버리고 감정을 더욱 악화시키는 하강나선에 빠져들게 하는 것을 볼 수 있다고 한다. 이처럼 하강나선에 돌입한 우울 모드를 끊기 위해서는 생활을 180도 바꾸지 않으면 안 된다. 잠과 직접 맞부딪쳐서는 이길 수 없으니, 잠은 아예 들먹이지도 말고 외곽에서부터 몸과 마음을 움직여 심장부로 쳐들어가야 한다. 과감하게 몸을 움직여 마음을 행동 모드로 돌려야 한다.

한 번쯤 길을 잃어 본 사람이라면 잘 알 것이다. 사슴을 쫓다 보면 산을 보지 못하듯, 잠을 정신없이 쫓다 보면 잠으로 가는 길을 잃고 헤맨다. 그렇지만 다른 한편으로는 엄습해 오는 두려움 속에서 자신이 어디쯤 서 있는지 깨닫기 시작하고, 몰랐던 자신의 모습도 마주할

—— 5 하지현, 『고민이 고민입니다』, 인플루엔셜, 2019, 201~203쪽.

수 있다.

무기력과 우울감에 빠져 있던 나는 어제도 내일도 아닌 오늘, 이 순간의 삶에 충실하려고 노력했다. 삶의 의미 속에 갇히지 않고 내 앞에 펼쳐진 이 순간, 나에게 주는 메시지를 살피면서 여러 가지를 실천하려고 했다. 그렇게 해도 마음의 평화는 쉽게 오지 않았다. 뭔가 생각의 틀을 바꾸는 중대한 전환이 필요했다. 그래서 찾은 곳이 교회였다. 온누리교회 양재동 햇불선교센터에 등록하고 매주 예배를 드리기 시작했다.

교회에 나가며

천국을 지향하면 세상을 덤으로 얻지만 세상을 지향하면 둘 다 잃는다.[6]

'산티아고 가는 길'을 다룬 영화 〈더 웨이〉는 도발적인 질문과 함께 시작한다.

기도하란 말인가요? 뭘 위해서요?

나는 대학 시절 아무것도 모르면서 혜화동 어느 교회에 몇 번 나간

----

6 C. S. 루이스, 장경철·이종태 옮김, 『순전한 기독교』, 홍성사, 2006, 212쪽.

1부 • 몸은 마음으로, 마음은 몸으로

적이 있다. 그리고 1988년 미국에서 박사후과정을 하며 머무르던 때 주일이면 하트포드 교회에 나가 교인들과 친교를 가졌던 것이 전부였다. 예나 지금이나 찬송가를 부를 때는 마음이 편해지고 목사님의 설교를 들으면 깊은 위안을 받는 정도여서 믿음의 크기가 크다고 할 수는 없었지만, 우울감으로 고생했을 당시에는 교회에 의지하려는 마음이 강했다. 처음으로 영적 세계에 눈을 돌린 당시에는 혹여 악령이라도 있어 그 악령이 지금 나를 괴롭히고 있는 것이 아닌가 하는 생각까지 들었다. 그때부터 비로소 나를 괴롭히는 실체를 사탄으로 형상화하여 타깃으로 삼고 이를 물리치기 위해 노력했다. 감히 우주의 질서를 탐구하겠다고 나선 과학자가 이제는 내 삶의 질서를 진지하게 찾아 나선 것이다. 그러면서 내가 만들어 낸 힘이 아니라 하나님이 주신 힘, 성령만이 내 마음을 바꾸어 줄 수 있을 것으로 생각하고 믿으며 간구했다.

성경 구절을 읽고 외우고, 누군가 나를 위해 기도해 주는 사람이 있음을 알고 나 또한 다른 이들을 위해서 기도하고, 순예배에서 비슷한 마음의 고통을 겪는 신도들의 간증을 듣고, 그들과 교제 시간을 가지면서 서서히 마음속에 성령이 역사하기 시작했다. 왜 신도들이 그렇게 열광적으로 하나님을 찬양하는지 조금은 이해할 수 있었다. 찬송가를 듣고 따라 하는 동안만은 어두운 마음이 사라지고 위안을 얻을 수 있었다.

육의 세계에서 육을 넘어 영의 세계로 이어지면 그 육을 다시 보게 된다. 천국과 지옥은 하나님의 오른편과 왼편에 있다. 내 안에 악령이 있으면 성령도 있어야 한다. 그 성령은 하나님의 완벽성을 갖춘 영의 세계를 향하여 한 걸음씩이라도 나를 인도하려 했다. 그것은 자아실현의 욕구를 줄이고 '더 낮은 곳으로 내려가라'는 메시지였다.

우리는 일과 직업으로 소명을 실현할 수 있으나 그것이 전부는 아니다. 하나님은 모든 사람에게 절대가치를 주셨다. 누구나 사랑받고 사랑하며 자신의 존재가치를 실현해 가면 거기서 새롭게 인생의 의미를 발견하고, 행복의 토대를 마련해 무기력에서 벗어날 수 있다. 나는 더 이상 의미를 물으면서 내 안에서 무지개를 찾으려 하지 않았다. 자아실현의 절정기에는 받아들이기 쉽지 않은 생각이다. 하지만 잠시 멈추어 성공도 실패도 아닌 새로운 삶으로 눈을 돌리니, 더 멋진 신세계가 있음을 알게 되었다.

구역예배에서 각자 삶을 나누다 보면 창조주가 역사하고 있음이 느껴졌고, 어떤 섭리가 삶의 질서와 근간을 이루고 있다는 것을 알게 되었다. 그것은 사랑의 '빚'이었다. 받고만 살았다는 부끄러움이 마음 빚으로 남고, 그 빚은 새 삶을 낳았다. 하나님이 역사하는 방식이다.

우리는 이웃에게서뿐만 아니라 궁극적으로 하나님에게 빚진 사랑을 갚고 살아야 한다. 나는 목사님들이 왜 설교에서 빼놓지 않고 이구동성으로 신앙 전도에 힘쓰라고 하는지 이해하게 되었고, 주저 없이 CGNTV에도 후원하게 되었다. 적은 금액이라도 기부하여 세상에 하나님 손길이 널리 닿게 하고 싶었다.

삶의 의미는 내가 만난 사람과의 관계 속에서 파악되고 형성된다.

삶의 의미가 사랑을 나누고 전하는 메신저가 되는 데 있음을 깨달으면서 나는 그토록 끝날 것 같지 않던 우울감에서 차츰 벗어날 수 있었다.

신앙은 끊임없이 나 자신을 내려놓게 하면서, 동시에 삶을 지탱하는 신념을 만들어 준다. 사후세계에 대한 생각은 아직 기독교 교리나 신앙과 연결이 매끄럽지 못하지만, 신앙은 오늘 하루를 충실히 살게 한다. 그리고 나 자신을 비우려 안간힘을 쓰기보다는 성령으로 채워 충만해지도록 한다.

하나님 마음을 닮아 가는 삶이고 싶다. 하지만 아직도 창조주가 내게 주신 소명의식은 희미하고, 삶은 진행형일 뿐이다. 부르심에 대한 나의 응답도 요원하기만 하다. 그러나 신앙생활을 하면서 서서히 우울감에서 벗어날 수 있었다. 머릿속이 텅 빈 것처럼 가벼워지고 삶의 의욕과 함께 단잠이 찾아왔다.

미국 시인 헨리 데이빗 소로(Henry David Thoreau)는 호수에 띄운 나룻배에 몸을 녹이고 산들바람에 운명을 맡긴 채 보내던 숱한 무위의 날들이 자신에게 가장 매력적이고 생산적인 시기라고 고백했다. 가난하지만 진정한 부를 누리는 방법이었다. 결과적으로 그의 무위는 마음의 평화를 불러내어 오늘 우리네 삶을 건지고 있지 않은가.

인생이란 예쁜 무늬의 양탄자를 짜는 과정에 비유할 수 있다. 삶의 소리에도 고저장단이 있고 강약이 있다. 씨줄과 날줄이 이 리듬에 맞춰 짜이면 누구도 흉내 낼 수 없는 다채로운 삶의 양탄자가 완성될 것이다.

사람이 무언가 간절히 원하는 것이 있으면 그것은 이루어진다. 불면에서 오는 고통을 수용하라. 뛰어넘지 못할 시련은 없다. 그러면 살아 있다는 사실만으로도 감사하게 될 테니.

우리는 직업에서 은퇴할 수는 있으나 각자에게 주어진 삶에서는 은퇴할 수 없다. 때문에 각자의 삶을 평안하게 유지하는 것이 중요하다. 몸과 마음의 조화, 일과 휴식의 조화, 의미와 쾌락의 조화, 자신과 세상의 조화로운 관계 속에서 서로 사랑하고 감사하는 삶을 살면 저절로 평안해진다.

잠은 보약도 아니고 마음의 짐도 아니다. 그저 잠일 뿐이다. 그러니 각자 남은 시간은 지식을 넓혀 가며 세상의 소금과 빛이 되어 선한 영향력을 끼치는 모범적인 삶으로 채워 가야 하리라.

유종의 미를 거둘 수 있도록 고민하며 오늘을 살게 해 주신 창조주의 은혜에 감사하며, 송나라의 애국 시인 육유의 「유산서촌(游山西村)」의 한 구절을 음미한다.

산중수복의무로(山重水複疑無路), 류암화명우일촌(柳暗花明又一村)

'산과 물이 겹겹이라 길이 없어 보여도, 버드나무 꽃 흐드러지게 피는 곳에 마을이 있더라. 길이 막혀 끝이라고 생각하는 그 순간에 또 하나 마을이 나타난다. 가장 아름다운 매화는 여기저기 깊게 패이고 잘리고 거북등처럼 갈라진 나무 둥치에서 피어난다.'

눈앞의 현실은 더 많거나 다른 모습을 품고 있을지 모른다. 그래서 우리는 '살아 내야' 한다. 그 과정에서 얻을 삶의 의미는 비록 거칠고 상처가 있을지언정 분명 그 자체로 아름답다.

"오! 친구들이여, 이 소리가 아닐세! 우리 함께 즐거이, 기쁨이 가득한 노래를 부르세."

베토벤이 절규하듯 토해 내는 환희의 송가가 들려온다. 교향곡〈합창〉의 4악장, 그 시작을 알리는 불협화음, 곧 '억압과 불화'가 끝나면 베이스의 목소리를 빌려 자유와 화합을 노래한다.[7] 세상 이치는 두루 통하나 한 곡의 음악도 불협화와 협화 사이를 오가며 더 나은 결말을 향해 나아간다.

"봄이 속삭인다. 꽃피라, 희망하라. 사랑하라. 두려워하지 말라".[8] 불면이라는 '괴짜 친구'가 찾아와 억압되었던 현실도 결국 지나가고, 꽃이 만발한 자유와 화합의 봄날이 올 테니, 너나 나나 신나고 기쁜 마음으로 오늘을 살자. 행복은 얻지 못하면 불행해지지만 의미는 부정적인 상황에서도 살아남을 수 있다. 삶의 의미를 다시 추구하며 힘차게 살아 보자.

---

7 전상직, 「삶의 향기: 갈등, 더 나은 세상 향한 역동적 이행과정」, 『중앙일보』, 2019. 12. 10.

8 헤르만 헤세의 시 「봄의 말」에 나오는 시구다. 아내의 노트에 쓰여 있어 기억에 남는다.

우울감 다스리기:
오늘을 오늘로 살기

우울감이 지배하면 삶의 활력을 잃고 인생에 별다른 의미를 느끼지 못하게 된다. 전체적인 에너지가 감소하여 자신이 행사할 수 있는 에너지도 거의 없게 된다. 아래 기술한 내용은 내가 우울감이 극에 달했을 때 지푸라기라도 잡는 심정으로 시도해 보았던 방법들이다.

스트레스에 대처하는 유형은 사람마다 다를 뿐 옳고 그름은 없다. 어떠한 스트레스도 수용하는 마음가짐이 중요하다. 우울할 때나 불안할 때는 기억도 종종 왜곡된다. 우리 몸속 신경계도 통증이 만성화되면 감작(感作)이라는 과민반응이 나타나 자극을 통증으로 느끼기도 한다. 신체 기억은 이처럼 불안이나 통증에 민감하고 오래 각인된다.

자꾸 나쁜 생각이 떠오르면 자신이 너무 예민하지는 않은지 생각해 보고 일단 멈추라. 그리고 기력을 회복한 후에 다시 시작하면 된다. 실존적 삶이 아닌 생존적 삶에 머물면 삶의 기운이 올라온다. 마치 앙상한 나뭇가지에 새순이 돋아나듯 회복될 수 있다.

아래의 다양한 경험들은 우울감 극복의 단초는 될 수 있을 것이다. 내가 기록해 두고 싶었던 대처방식을 우선순위에 따라 소개한다.

① 주위 사람과 어울려 대화하기

사람을 만나서 감정을 말로 표현하고 이야기로 전할 수 있으면 문제 해결에 한 걸음 더 다가선 것이다. 대화를 통해 자기 경험을 상대방에게 전하고, 자신을 제3자의 관점에서 바라보게 되면 우울한 감정을 개선할 수 있다. 누군가와 부담 없이 얘기를 나누고 마음이 평온해지면 잠을 잘 자고 기분이 좋아진다. 선순환이 이루어진 것이다. 우울증을 극복하고 위대한 업적을 이룬 처칠이나 스티브 잡스도 이런 소통을 적극 활용했던 것으로 보인다. 뉴턴은 성격이 예민하여 나이 쉰이 넘어 우울증과 편집증을 앓았고, 처칠은 자신의 우울증을 '검은 개'로 상징화하고 외부로 널리 알림으로써 힘을 받았으며, 스티브 잡스도 자신의 부끄러운 성장 스토리를 스탠퍼드대학 졸업식 축사에서 전할 정도로 공개적으로 알리면서 환공포증 같은 트라우마를 극복하고 승화시켰다고 한다.[1]

대화를 넘어 누군가를 돕는 것은 삶의 의욕을 더욱 촉진하는 강력한 방법이다. 정신적 외상 생존자들은 남을 돕는 데 시간을 쓸수록 더

―― 1 전홍진, 앞의 책, 58쪽, 64쪽.

욱 행복해지고 삶에서 더 많은 의미를 발견한다.[2] 잘 알려진 대로 타인과의 유대감을 증진시키고 사회적 관계를 맺는 데 여러 신경전달체계가 영향을 주고받기 때문이다. 사람이 인생의 의미를 부쩍 더 따지게 되는 것도 그 이면에는 신경전달물질이 관리하는 화학신호가 있다.

한 단편적인 연구 결과를 보면 옥시토신 수치가 낮은 사람일수록 인생을 살 가치가 없다고 느끼는 비율이 상대적으로 높았다. 우울증 관련 뇌과학 연구 결과를 보아도 보통 자궁수축 호르몬이라고 부르는 옥시토신이 자주 등장한다. 옥시토신은 뇌의 공포 반응을 둔화시켜 행복감을 전파시키고 우울증을 예방하는 기능과 관계된 호르몬이다. 우울증은 사람을 고립시키는 병인데, 옥시토신이 강화되고 전두엽과 변연계의 소통이 원활해지면 다른 사람들과 교제를 나누기 쉽고 통증과 불안, 스트레스가 줄어 기분도 좋아진다.

그런데 학계에서는 이 중요한 호르몬의 역할에 대해서 아직 일치된 연구 결과를 내놓지 못하고 있다. 특히 우울증 환자에게서 그 수준이 더 높다거나 낮다고 주장하는 연구들이 보고되고 있지만, 학문적 합의까지는 이르지 못하고 있다. 합의에 이르지 못하는 근본적인 원인은 신경전달체의 기능 자체가 하나로 고정되어 있지 않고, 다양한 층위의 정교한 메커니즘이 관여하는 화학반응에서 인과관계가 수시로 바뀌는 데다 유전적인 요인까지 끼어들어 상황이 복잡하게 얽

---

2 켈리 맥고니걸, 신예경 옮김, 앞의 책, 389쪽.

혀 있기 때문이다.

예를 들어 엄마는 자기가 낳은 아이에게 무한한 사랑과 신뢰를 보내기도 하지만 때로는 아이를 지키기 위해 더욱 예민하게 주변을 경계하고 거칠어지기도 한다. 또한 임신 초기에는 엄마의 몸에 생명이 둥지를 틀면서 면역계가 작동하면 입맛이 달라져 잘 먹지 못하는데, 이 또한 임신 초기 태아가 불안정한 상태에서 태아를 보호하기 위한 신체의 섭식 제한으로 보인다. 옥시토신과 모성애의 작용기전을 이해하는 데 있어 얼핏 보면 모순으로 생각될 수도 있다. 이처럼 옥시토신은 학습과 탈학습 효과를 높여 환경변화에 새롭게 순응하게 하고, 신체 접촉을 통해 이 호르몬 분비가 촉진되면 스트레스도 감소하니 인체의 신비는 깊이를 헤아리기 어렵다.

한 가지 분명한 것은 사람을 만나서 얘기하고 마음이 평온해지면 잠을 잘 자고 기분이 좋아진다는 것이다. 나이가 들면서 내게도 눈에 띄게 달라진 점이 하나 있다. 언제 어디서나 모르는 사람과 쉽게 대화하게 된 것이다. 처음 만난 사람과 말을 하는 데에도 거부감이 없다. 굳이 사회봉사라는 거창한 활동이 아니더라도 단지 누군가와 웃는 낯으로 얘기를 나누면 그것만으로 기분이 좋아진다. 이런 사교활동은 뇌 활동 회로 전반을 개선하고 삶의 의욕을 북돋운다. 그래서 행복은 전염된다고 하는 것이 아닐까.

② 감사 일기 쓰기

앞에서 여러 번 권했던 것이지만 글쓰기는 뇌 부위가 느끼는 감정

을 생각으로 이행하는 객관화 작업이다. 암환자, 실직자, 적응을 앞
둔 새내기 대학생 등 다양한 상황의 사람들도 정서적 고통을 글로 옮
기면서 큰 효과를 보는 것으로 나타났다.

걱정거리 해소하듯 매일 정해 놓은 시간에 몇 분간 시간을 내서 감
사한 것을 찾아 글로 써 보라. 일상을 있는 그대로 글로 옮기면 한 편
의 시가 된다. 글쓰기는 변연계 편도체에 브레이크를 걸어 감정에 휘
둘리지 않게 해 줄 것이다.[3] 현재 상황의 90퍼센트가 마음에 들지 않
더라도 여전히 감사할 10퍼센트가 남아 있는 법이다. 아직 고마움을
표현하지 못한 사람이 있다면 직접 만나서 감사를 표하라. 돈을 버는
것이 아니라 벌었던 돈을 써 가면서 이웃에 도움을 주라. 나는 교정
에서 우연히 마주친 조교나 학생들에게 밥을 사 주며 일상을 나누었
다. 나를 먹고살게 해 준 은인들이 아닌가. 더불어 사는 이웃에게 먼
저 손 내밀고 가슴을 열어 보니 말도 많이 하게 되었고, 웃음도 많아
졌으며, 덩달아 기분도 좋아졌다. 그런 날은 잠도 잘 잤다.

감사 표현과 관련한 대학생들의 사례도 비슷한 결과를 보여 준다.
한 학생은 날마다 감사한 일을 찾는 것이 쉽지 않은 일이었지만 그래
도 한 달 남짓 계속하니까 높은 행복감을 느꼈다고 말했다.[4]

행복의 척도는 자신이 가진 것에서 자신이 원하는 것을 모두 제하
고 남는 양이다. 감사는 자기가 가진 것을 키우는 것이다. 새로운 긍

—— 3 팀 보노, 정미나 옮김, 앞의 책, 137~142쪽.
4 위의 책, 75쪽.

정적인 요소를 추가하려 할 것이 아니라 이미 누리고 있는 긍정적인 것들, 이미 가진 것을 늘리라는 말이다. 반대로 누군가와 비교하는 것은 자기가 원하는 양을 늘리는 쪽으로 유도하므로 삼가야 한다. 이미 가진 것을 찾아내 누리는 행복이 더 오래간다.

③ 실천 가능한 목표를 세워서 지치도록 운동하기

매사 우울하고 무기력해지는 하강나선이 작동하면 집중이 잘 안 되고 의욕이 없다. 그때는 운동 자체를 목표로 설정하여 억지로라도 해야 한다. 뇌를 튼튼하게 해 주는 BDNF(Brain Derivated Neurotrophic Factor)라는 뇌유래 신경영양인자가 있다. 운동을 하면 이 단백질이 분비되어 뉴런의 성장과 기능 향상에 도움을 준다. 몸을 움직이면 세로토닌 분비도 증가하고 수용체가 늘어나므로 상승나선을 북돋는다.

운동은 노르에피네프린(norepinephrine) 수치를 높여 주고 도파민계에도 긍정적인 영향을 미친다. 일본에서는 한 젊은이가 고정 자전거에 앉아 페달을 밟는 동안 과학자들이 적외선 센서로 뇌 혈류를 관찰하는 실험을 진행했다. 겨우 15분 동안 자전거를 탔을 뿐인데도 결과는 감정 조절을 담당하는 뇌 회로 활동량과 신경전달물질인 세로토닌의 수치가 높아졌다. 밝은 햇빛은 세로토닌 생성을 돕고 멜라토닌 분비를 촉진하니 햇빛이 찬란한 오전에 운동하면 더 좋을 것이다.[5]

'러너스 하이(runners high)'는 달리기를 시작한 뒤 30분 정도가 지

---

5 앨릭스 코브, 정지인 옮김, 앞의 책, 137~142쪽.

나면 상쾌해지고 기분이 좋아지는 현상을 말한다. 미 캘리포니아대 심리학자인 아널드 J. 맨델(Arnold J. Mandell)이 1979년 발표한 정신과학 논문 「세컨드 윈드(second Wind)」에서 처음 사용한 단어다. 『상실의 시대(원제: 노르웨이의 숲)』라는 소설로 잘 알려진 무라카미 하루키도 달리다 보면 평소에는 따분하기 이를 데 없는 사람이라도 뭔가 특별해질 수 있다는 자신감이 샘솟는다고 말한다.

'달리기'라고 하면 생각나는 영화 〈포레스트 검프(Forrest Gump)〉도 있다. 어딘가 부족해 보이는 주인공 포레스트, 어머니도 잃고 첫사랑도 떠나고 남은 것은 그의 장기인 달리기였다. 그는 달리고 달려 마침내 미국 대륙횡단까지 나선다. 달리면서 그의 인생과 그를 좇아 달리던 이들의 삶은 이전과 달라졌다. 그는 많은 사람들이 달리면서 삶 속에 숨겨져 발견하지 못했던 행복을 마침내 찾을 수 있도록 했다.

사람들이 달리는 이유는 셀 수 없이 많다. 달리기는 혈중 저밀도 콜레스테롤은 낮추고 좋은 콜레스테롤(HDL)과 남성호르몬인 테스토스테론(testosterone)을 높인다. 이런 눈에 보이는 효과 외에, 어려운 일을 성취했을 때의 쾌감이 자기통제에 의한 효능감과 의욕까지 강화시키니 덤까지 얻는 셈이다.

단순 치유를 뛰어넘는 치료 효과가 또 있다. 듀크대학 연구진은 우울증 진단을 받은 성인들을 대상으로 운동의 효과를 관찰했다. 실험 결과를 보면, 약만 복용하거나 운동만 하는 그룹과 약과 운동을 병행하는 그룹을 4개월 동안 관찰한 결과 치료 효과는 두 집단의 3분의 2가 우울증 진단 기준에서 벗어나 회복률이 모두 비슷했다. 하지만

10개월이 경과하고 실시된 추적조사에서 운동만 한 그룹에게서 재발을 막아 주는 완충 효과가 가장 커서, 장기적 효과가 더 좋은 것으로 나타났다.[6] 과대 해석은 바람직하지 않지만 운동이 보다 더 근원적이고 장기적인 치료 효과를 가져다주었던 것이다. 규칙적으로 매일 같은 시간에 목표를 조금씩 높여 가며 운동하는 것으로 우울감을 이겨 내자.

④ 하루 1만 3천 보 걷기

걷기는 가장 강력한 신경가소적 개입 가운데 하나다. 근육에는 근긴장성섬유가 있다. 이것이 뇌의 시상하부와 이어져 자극을 받으면 뇌가 엔도르핀을 분비하는데, 이 신경전달물질은 모르핀처럼 작용하여 쾌감을 준다. 이런 운동은 강도가 높을수록 효과가 크고 목표를 정해서 계획적으로 조금씩 수준을 높여 가면 성취감도 생긴다. 도랑치고 가재도 잡는 격이다.

하루 최소 3킬로미터 걷기 또는 16킬로미터가량 자전거 타기를 권장한다. 하루 1만 3천 보라는 기준은 미국의 한 병원에서 환자에게 걷기 운동을 시키며 질병을 치료한 데서 얻은 결과다.[7]

또 걸으면서 명상을 하면 좌뇌가 진정되고 우뇌에서 알파파를 발생시키기 쉬워진다. 보통 1분에 80m, 처음에는 분당 50m로 시작하여

6 Babyak, M et al, "Exercise Treatment for Major Depression : Maintenance of Therapeutic Benefit at 10 Months," *Psychosomatic Medicine* 62, 2000, pp.633~638.
7 하루야마 시게오, 반광식 옮김, 『뇌내혁명 1』, 사람과책, 1996, 131쪽.

몸이 풀리면 분당 100m, 그리고 끝낼 때는 5분 정도 천천히 걷는다. 나이에 관계없이 빠르게 걸으면 해마에 새로운 세포가 만들어진다. 해마는 단기기억을 장기기억으로 바꾸는 데 핵심 역할을 하는 기관이다. 하지만 결과가 나타나려면 한두 달, 길게는 넉 달이 걸리고 운동 효과는 3일이 지나면 사라진다. 조급해하지 않고 꾸준히 운동하다 보면 자신도 모르게 새로운 세포 수치가 올라와 있을 것이다.

목표를 정하고 걷는 것은 동기부여가 되고 단순 운동을 넘어 힐링이 된다. 매번 기록을 재고 컨디션에 따라 그때그때 달라지는 기분도 기록하여 달라진 수치를 확인하며 앞으로 나아가기 바란다.

⑤ 집착에서 벗어나 자기 본래 모습 찾기

『금강경』에서 끊임없이 반복되는 말로 기억한다. "붓다는 붓다가 아니니, 바로 그래서 내가 이를 붓다라 이르느니라." 내 가까이 있는 소중한 것들에 이 말을 적용해 보라.[8] 그러면 내 생각이 대상을 가두어 버리는 집착의 실체를 파악할 수 있다. 김수환 추기경이 '나는 바보야.'라고 스스로 말한 것도 같은 의미가 아닐까? "제가 잘났으면 뭐 그리 잘났고 크면 얼마나 크며 알면 얼마나 알겠습니까. 안다고 나대고, 어디 가서 대접받길 바라는 게 바보지." 바보는 바보가 아니다. 그래서 나는 그를 바보라 부른다.

우울증의 가장 흔한 증상은 불면이다. 이 사실은 하루하루 콧노래

─── **8** 알렉상드르 졸리앙, 성귀수 옮김, 앞의 책, 16~17쪽.

를 부르며 즐겁게 살면 잠도 잘 잘 수 있다는 말이기도 하다. 불면은 같이 고생할 수는 있어도 즐거움을 같이할 수는 없는 친구다.

누차 얘기하지만 불면은 그 자체가 스트레스 요인이다. 불안해서 잠이 안 오고 잠이 안 오니 더욱 불안해진다. 이런 악순환을 어떻게 끊어야 할까? 임시방편으로 약을 먹고 며칠은 버틸 수 있을지 모르지만 약을 먹는 것 자체가 또 다른 불안을 야기한다. 불면증이든 우울증이든 어떠한 약물치료도 몸이 따라가고 몸이 받쳐 주지 않는 한 한계가 있다. 그래서 약을 먹을 때는 마음 편하게, 그리고 아껴서 먹고 꾸준히 삶의 스타일을 바꿔 나가야 한다. 한편으로는 몸을 움직여 마음을 스트레칭하고, 다른 한편으로는 인생의 한계를 인정하고 자기의 본래 모습을 되찾는 것이다.

> 사랑이란 당신 자신을 바라보는 법을 배우는 것
> 멀리 있는 사물을 바라보듯이
> 당신은 만물 가운데 하나일 뿐이니까.[9]

나와 관계없이 펼쳐지는 세상 속 하찮은 일상이라도 타인과 만물에 대해 진지하고 따뜻한 시선을 갖게 되면 끝없이 이어지는 집착과 번뇌에서 벗어나 자신을 사랑할 수 있게 된다. "만물 가운데 하나일

---

9 폴란드계 미국 시인인 노벨문학상 수상자 체스와프 미워시의 작품 「사랑」. 파커 J 파머, 김찬호·정하림 옮김, 『모든 것의 가장자리에서』, 글항아리, 2018, 35쪽에서 재인용.

뿐, 만물 가운데 하나일 뿐"이라고 조용히 중얼거려 보자. 그리고 이 제 삶의 의미를 묻는 질문은 하지 말자. 현재를 살면 이런 질문은 하지 않게 된다. 지금 이대로의 삶이 가치 있고 좋다고 생각하면 진정한 자유를 얻는다. 마음이 욕망이 사라진 내면으로 향하면 나 자신, 셀프(self)이지만 밖으로 향해 나를 밝히고 비교하고 더 많이 소유하려 하면 그것은 에고(ego)다. 에고에 갇히면 삶의 목적을 현재가 아닌 과거와 미래에서 찾는 까닭에 두려움이 일게 된다.

이미 알고 있고 익숙한 일에만 매달리면 생기를 잃기 쉽지만, 마음을 바꾸면 하늘 아래 새롭지 않은 것이 없다. 세상에 꽃자리 아닌 자리가 없고, 꽃봉오리 아닌 순간이 없다. 매 순간이 도전이고 매 순간이 새롭기 때문이다. 어제 부는 바람이 오늘 다르고, 어제의 화초가 오늘은 더 자라 새순이 돋는다. 어제 1,000보를 걸었는데 오늘은 1,001보를 걷는다면 또 새롭다. 정원의 소나무가 삶의 의미를 묻겠는가, 그저 자연의 일부일 뿐. 추우면 추운 것을 느끼며 걷고, 눈이 오면 눈을 맞으며 자연 속에서 걸으며, 자신도 만물의 일부임을 받아들이자. 그러면 비로소 에고의 지배에서 벗어나 번뇌가 사라진다. 평안이 찾아온다.

⑥ 있는 그대로 현재를 살기

우울감은 집중력에도 영향을 미친다. 우울하면 몸과 마음이 따로 놀고 심리적 방황이 크다. 그러나 감정과 이성이 조화롭지 못한 고난 속에서도 우리들 마음속 하나님의 약속은 평안과 희락으로 늘 현재

한다.

이상준 목사의 설교 중 마음에 울림이 있는 말씀이 있었다.

옮겨 보면 이렇다. 과거 하늘이 내린 병이라고들 했던 한센병은 통증을 느끼지 못하는 무서운 병이었다. 한센병을 앓고 있던 병자에게는 모든 소원이 수포로 돌아가고 이제 단 하나만 남았다. 그것은 자기 소원이 아니라 그분, 하나님의 소원이었다. 그에게는 이제 하나님께 매달릴 힘도 용기도 없었다. 그저 눈을 뜨고 그분 눈빛만을 살필 뿐이었다. 그는 기도했다. "선생님께서 원하시기만 하면 저를 깨끗하게 해 주실 수 있습니다." 그분 말씀이 있었다. "내가 원한다. 자, 깨끗이 나아라!"(마가복음 1장 40~41절) 소망마저 사라지고 은혜만 기다릴 때 마침내 그분의 말씀이 이루어졌다.[10]

과거의 나, 미래의 나가 아닌 현재의 나로 살아라. 하루하루 소중하지 않은 날이 없다. 마크 트웨인은 "오늘 일어날 수 없는 일은 아무 것도 없다(There's nothing that cannot happen today)."라고 말했다. 세상에 변하지 않는 것은 없다. 그러니 모든 것이 열려 있다. 오늘 이 순간을 사는 사람은 계획을 세우지 않는다. 진행과정도 그려 보지 않는다. 그러면 문제를 확대재생산하여 상황을 악화시키지 않게 된다.

소나기가 내리면 잠시 피할 수는 있어도 비를 멈추게 할 수는 없다. 변화에 저항하지 않고 마음을 놓아 버려야 한다. 자신이 통제할 수 없는 것은 인정하고 함께 살아가는 것이 현명하다.

---

10 온누리 교회 이상준 목사의 2019년 10월 27일 설교 중.

늙음도 죽음도 단지 변화일 뿐 두려울 게 없다. 무슨 일이 일어나더라도 오늘 하루를 활기차고 기쁜 마음으로 맞이하고 현재에 충실하면 후회하지 않는다. 영원성을 올바르게 이해하는 것은 시간의 영속이 아니라 시간의 극복일 것이다. 지금 여기를 사는 것이다.

독일의 헬무트 제임스 폰 몰트케(Helmuth James von Moltke) 백작은 2차 대전 말기 악명 높은 '인민 재판소'에서 사형을 선고받고 1945년 37세로 생을 마쳤다. 그는 아내에게 보낸 최후의 편지에 "사랑하는 여보, 나의 인생은 끝났소. … 그렇다고 내가 기꺼이 좀 더 살고 싶고, 이 땅 위에서 기쁘게 당신과 좀 더 살기 원한다는 사실이 변하지는 않소. 하지만 그렇게 된다면 나에게는 하나님을 위한 새로운 과업이 필요하오. 하나님이 나를 만드신 목적, 곧 그 과업은 완성되었소."[11]라고 썼다. 몰트케와 같이 몸을 바쳐 헌신하며, 자신의 수고와 생애가 동시에 끝나는 사람을 역사 속에서 만나기는 쉽지 않다.

미래가 불확실한 나라를 위해 자기 목숨을 바친 윤봉길 의사(義士)는 그래서 더 숭고하다. 윤봉길 의사는 1932년 일왕 생일과 상하이 점령 전승 기념행사에서 폭탄을 투하하고 체포되어 오사카 육군형무소에서 총살로 생을 마감하였다. 윤봉길 의사의 유서 중 동포에게 보내는 글의 일부는 다음과 같다.

"고향에 계신 부모 형제 동포여! 더 살고 싶은 것이 인정입니다. 그러나 죽음을 택해야 할 오직 한 번의 가장 좋은 기회를 포착했습니

---

11 오스 기니스, 홍병룡 옮김, 『소명』, 한국기독학생회출판부, 2001, 369쪽.

다. 백 년을 살기보다 조국의 영광을 지키는 이 기회를 택했습니다."

아무나 범접할 수 없는 기개 앞에 숙연해진다. 그들은 자신의 목숨보다 더 귀하고 높은 삶의 목적이 있었기에 고난의 길을 택했다. 육신의 삶은 짧았지만 조국을 사랑하는 정신의 삶은 그들 민족과 함께 영원할 것이다.

내일은 주어진 시간이 아니다. 오늘 맡겨진 일, 지금 만나는 사람 가운데 내 사명이 있다. 삶은 내가 획득한 것이 아니며 영원히 누릴 수는 없는 순수한 선물이다. 선물을 나눌 시간은 그것이 내 손 안에 있을 때임을 알면 베푸는 일에 더 강한 동기부여가 된다.

"잘했다. 착하고 신실한 종아! 네가 작은 일에 충성했으니 이제 더 많은 일을 맡기겠다. 와서 네 주인의 기쁨을 함께 나누자!"(마태복음 25장 23절)

오늘을 잘 감당할 때 더 큰 사명으로 이끄신다는 성경 말씀을 기억하고 오늘의 삶을 더없이 감사히 받자.[12]

⑦ 나이 듦의 축복을 누리며

누구나 재미만을 위해서 살면 인생이 공허하고 후회스럽다. 그렇다고 나름대로 삶의 의미를 만들고자 앞만 보고 달리면 살기 팍팍해지고 스트레스가 쌓인다. 박제된 인간이 아니고서야 누구에게나 위기의 순간이 있고, 우여곡절이 있는 인생을 산다. 그래서 매였던 것

---

12 김남국, 『생명의 삶』, 2021년 1월호, 100쪽.

을 풀어 삶이 가벼워지고, 과잉의식 때문에 초래되는 신경과민을 완화하여 뇌의 피로도를 줄여 주는 것이 중요하다.

바쁘게 살다 보면 일상의 기쁨을 놓치기 쉽다. 우리 눈앞에 널려 있는 사소한 것들도 관점을 달리하면 특별하고 소중하게 다가온다. 괴로움과 즐거움은 상황에 따른 감정이 아니다. 그 상황을 어떻게 바라보느냐에 따라 결정되는 감정이다. 삶의 스타일을 바꿔서 희망을 견지하며 현재를 살고, 우주 만물로 눈과 귀와 가슴을 열면 솟아오르는 청순한 기운이 절로 잠을 부를 것이다.

나이가 들면서 잠에 대한 부담이 줄어든 것은 사실이다. 단지 살아갈 날이 많지 않아서만은 아니다. 그보다는 잠을 못 잤을 때 두려웠던 마음이 한결 가벼워졌기 때문이다. 내공이 생긴 것이다. 이것이 첫째 이유다. 세월이 가져다준 징표요 축복이다.

지난날 잠을 자지 못해 고통스러웠던 날들이 단지 고통으로만 끝나지는 않았다. 젊어서 체력이 받쳐 줄 때 미리 무거운 짐을 짊어지고 마음의 근력을 키웠던 것이다. 지금은 고통을 느끼는 마음의 문턱값이 높아져 웬만한 충격은 흡수하고 잘 수 있게 되었다. 설령 잠을 잘 자지 못했더라도 크게 고통스럽거나 두렵지 않다. '왜 하필 나야?'에서 '나라고 예외일 순 없겠지.', '내일 해는 내일 떠오르겠지.'로 생각이 바뀌었다. 그러니 새삼스럽게 몸이 피곤하다고 해서 마음을 짓누르지 않는다.

나이와 함께 잠을 잘 자게 된 또 다른 이유는 내가 짊어진 짐이 가벼워졌기 때문이다. 가정적으로도 그렇고 이제는 조직에도 얽매이지 않는다. 건강을 유지하고 있고 경제적으로도 여유가 생겨서 심신이 자유롭다. 일에서 해방되니 삶의 끝이 보이기 시작한다.

삶이 유한하다는 인식과 함께 찾아오는 가장 큰 축복은 바로 감사하는 마음이다. 살아 있음에 감사하게 된다. 무엇을 얻어서 기쁜 것이 아니라 그냥 무엇이든 하는 자체가 기쁘다. 세월 가는 대로 사는 삶의 전형이다. 결과보다는 과정에서 보람을 찾게 되니 미래에 대한 두려움도 사라진다. 미래를 걱정하느니 차라리 매일매일 행복한 기억을 하나씩 만들어 가려고 노력한다. 이런 마음 자세가 근심 걱정을 대하는 태도를 바꾸고 회복력을 키웠다. 이전 같으면 황당했을 상황에서도 크게 당황하지 않게 된다.

세상에 나이 들지 않는 사람은 없다. 누구에게든 나이 듦의 축복이 기다리고 있다. 그러니 지금의 고통이 삶이 다할 때까지 이어질 것으로 생각하고 지레 겁먹지 말라. 시간은 흐른다. 내일 일을 걱정하지 말자.

건강의 터
가꾸기

1장

건강의 터: 뇌 신경가소성의 주역, 화학적 연결

우리는 건강정보가 넘쳐나는 시기를 살고 있다. 나는 의사도 아니고 의학 지식이 남다른 것도 아니지만 숙면하지 못하고 괴로워하다 뇌과학에 관심을 갖게 되었다. 여러 전문가의 의견과 관련 서적을 섭렵하며 뇌를 알아 가며 몸과 마음의 균형을 찾는 길을 만났다.

뇌과학 분야의 지식도 하루가 다르게 발전하고 있다. 기능성 자기공명영상법(fMRI)이라는 신기술이 나오면서다. 이 기술은 뇌의 어느 부위가 활성화될 때 동반한 뇌 혈류량의 증가가 수소 원자핵의 들뜬 상태에서 나오는 무선신호 차이를 가져와, 이를 이용해 동영상으로 만드는 방식이다. 핏속 헤모글로빈과 자기장에 영향을 주는 철 이온과의 결합상태가 달라져 얻은 간접영상이라 신경세포 활동을 직접 볼 수는 없으나, 이런 기술적 한계에도 불구하고 마음의 문을 여는 만능열쇠처럼 활용되는 도구다.

뇌영상의 시공간 해상도는 아직 만족할 수준까지는 이르지 못했지만 우리는 이제 살아 있는 뇌의 구역들까지 살펴볼 수 있게 되었다. 뇌의 각 영역이 담당하는 역할을 알게 되면서 몸과 마음의 연결고리를 찾아갈 수 있는 단초가 마련된 것이다. 그리고 연구는 이제 우리가 신념을 갖고 행동할 수 있는 단계로 들어섰다. 물론 그렇다고 해서 마음이나 생각 자체가 특정 물질로 가시화된다는 의미는 아니다.

'나'는 뇌가 아니라 뇌 그 이상이다

뇌과학 관련 여러 권의 책을 탐독하고 얻은 결론은 사람은 뇌의 지배 아래 있지 않다는 것이다. 우리는 사회 속에서 성장하고, 지적 능력을 배양하고, 더불어 살아가기 위해서 스스로 자신의 뇌를 바꾸어 갈 수 있으며, 나를 대상화시켜서 자각하기도 하고 때로는 반성하기도 한다.

인식의 중심이 인식주체에 있는지 인식 대상인 객체에 있는지 묻는 문제에는 늘 첨예하게 의견이 갈린다. 감성도 객관성을 띨 수 있고 이성도 주관적일 수 있기 때문이다. 하지만 대상이 몸과 마음을 움직이는 데는 내가 주체가 되어 내 의지가 작용한 것이다. 사람은 그 의지로 열정을 갖고 살아갈 수 있다. 본질이나 방법보다는 주어진 환경에서 때로는 냉철한 감성으로, 때로는 따뜻한 이성으로 행사하며 어떤 삶의 태도를 견지해야 하는가가 중요하다.

나이 들수록 정보를 받고 활용하는 뇌세포의 기능은 저하되지만 뇌세포를 연결해 주는 수상돌기는 지적 자극을 많이 받을수록 증가한다. 괴테가 80대에 『파우스트』를 집필한 것은 지혜가 나이와 함께 성장하는 좋은 예 아니겠는가.

주의할 점도 있다. 뇌도 과도하게 사용하면 사용하지 않느니만 못하다는 것이다. 호주 멜버른대 경제사회연구소는 근무시간에 따른 두뇌활동 효율 정도를 실험하였다. 그 결과 1주일에 25시간 이하로 일하는 그룹의 두뇌와 업무 정도가 가장 효율적이었고, 35시간 이상이면 효율성이 줄기 시작해서 60시간 이상 일하는 사람은 일을 하지 않는 사람보다 인지능력이 오히려 낮아졌다.[1] 지나치게 많은 일을 하는 것은 오히려 두뇌활동을 떨어뜨리고 있었다.

삶은 고분자 예술이다. 삶에 정해진 길이 없듯이, 고분자 구조와 형태도 정해진 틀이 없다. 주위 환경과 상호작용하며 끊임없이 변해간다.[2] 나는 고분자를 전공하는 과학자로서 뇌과학에서 밝혀낸 객관적인 실험 결과들을 신뢰한다. 그러나 아직은 뇌과학 지식이 단편적인 수준이고 실제 몸과 마음을 연결하기에는 실험 자료가 턱없이 부족하다. 게다가 몸과 마음의 연결방식은 살면서 바뀌는 뇌에서 찾기 때문에, 간편하게 이를 측정할 수 없고 인과관계를 따지기도 쉽지 않다. 그러니 비전문가로서 이런 지식을 이해하고 통찰하는 것에는 한계가 있다. 지어낸 이야기는 아닐지라도 아직은 살얼음판 위를 걷는

1 2019년 11월 9일 『중앙선데이』 Health편 황세희의 '러브에이징' 국립의료원 건강증진예방센터장의 기사.
2 이석현, 『삶은 고분자 예술이다』, 태학사, 2021.

기분이다. 마치 잃어버린 열쇠를 찾는데 어디서 잃어버렸는지도 모르고 다른 곳은 어두워서 보이지 않으니 환한 가로등 불빛 아래에서만 찾는 격이다.[3]

하지만 건강과 숙면을 위해서 내가 여기서 권하고 금하는 모든 행동에는 과학적 근거가 있음을 뒷받침하기 위해 공부를 시작했다. 특히 뇌의 '신경가소성'이 막연한 충고와 행동을 넘어 우리들 믿음을 한층 더 견고하게 해 줄 수 있기를 바라면서 말이다.

뇌와 전기화학적 신호 전달

이해인 수녀의 시 「나를 키우는 말」을 인용하며 어려운 얘기를 풀어가 보자. 시인은 삶에서 자신이 경험한 사실을 시로 쓰고 있는데, 뇌 신경가소성을 설명하는 데 제격이다. 백 마디 과학적인 해석이나 가르침보다 더 낫다.

나를 키우는 말[4]

행복하다고 말하는 동안은
나도 정말 행복해서

─── 3 힐러리 로즈, 스티븐 로즈, 김동광 옮김, 『신경과학이 우리의 미래를 바꿀 수 있을까?』, 이상북스, 2019, 119쪽.
4 이해인, 『고운 마음 꽃이 되고 고운 말은 빛이 되고』, 샘터사, 2017, 4쪽.

마음에 맑은 샘이 흐르고
고맙다고 말하는 동안은
고마운 마음 새로이 솟아올라
내 마음도 더욱 순해지고

아름답다고 말하는 동안은
나도 잠시 아름다운 사람이 되어
마음 한 자락이 환해지고

좋은 말이 나를 키우는 걸
나는 말하면서
다시 알지.

시는 쉬운 말로 중요한 가르침을 전달하고 있다. 시의 내용처럼 "아름답다고 말하는 동안은" 아름다움을 느낄 수 있다. 그러니 나를 키우는 것은 아름답고 고운 말이다. 그 말이 자신을 키운다고 생각해 보라. 뇌 가소성도 이런 것이다. 무엇이든 확정할 수 없고 바뀔 수 있는 것이 뇌 가소성이다. 행복하다고, 고맙다고, 아름답다고 말하는 동안 정말 그렇게 생각하고 믿게 되는 것처럼 행위와 마음에 따라서 얼마든지 뇌의 능력이 달라지는 것이다.

인간 뇌는 여러 면에서 슈퍼컴퓨터와 비슷하다. 우리 뇌는 대략 전체의 10퍼센트 정도인 1천억 개의 신경세포와 90퍼센트의 비신경세포로 구성되어 있다. 뉴런이라는 신경세포는 다른 세포와 달리 수천 개의 인접 뇌세포와 연결하여 망을 이루고 있다. 이들 연접부를 '시냅스(synapse)'라 부른다.

수백 분의 1밀리미터 크기의 뉴런은 마이크로칩과 기능은 유사하나 결코 같지 않다. 뉴런에는 세포핵이 담긴 세포체와 여기에서 뻗어나가 나뭇가지처럼 사방으로 뻗친 가지돌기와 가느다란 신경섬유인 축삭이 있다. 그리고 축삭 말단에 축삭종말이라는 짧은 가지들이 연결되어 있다. 전선처럼 긴 축삭에 전기신호가 들어오고, 이 신호가 일정한 한계(40밀리볼트)를 넘어 스파이크가 일면 다시 전기신호를 출력한다. 이 신호를 인접 세포의 가지돌기가 받아 신경세포 사이에 연결이 이루어진다. 그러니까 컴퓨터가 디지털 신호를 이용하듯이 뇌도 의사소통과 계산에 있어서 1 또는 0이 되도록 스위치를 켜는 방법을 이용하는 것이다.

이것은 단순한 반응 같지만 그렇게 단순하지 않다. 일단 전기적인 신호로 전달된 신호는 기본적으로 물리적 접촉이 아닌 신경전달물질이라는 전기화학적 신호로 바뀌어 시냅스를 통과한다. 세포 간 신호 연결은 전기 플러그를 꽂거나 뽑는 연결이 아니라 흥분과 억제로 나타나는 화학연결인 것이다. 만일 뇌가 모든 자극에 흥분하도록 설계되어 있다면 아마도 우리 머리는 일찌감치 터져 버릴지도 모른다. 예를 들어 보자. 50옹스트롬(angstrom) 두께의 세포막을 경계로 50밀리볼트 전위차가 걸린다면 이는 거시적인 크기로 환산해 1센티미터 간격에 10만 볼트의 전압이 걸리는 것과 같다. 어마어마한 일을 할 수있는 에너지원이다. 그러니 잠자리에서 걱정거리로 뒤척이며 뇌를쉬게 하지 않으면 마치 각성제를 먹고 잠을 자려 애쓰고 있는 격이 된다. 잠이란 자려고 애쓰지 않을 때 찾아오게 되어 있다.

시냅스는 전기신호를 왜 화학신호로 변환하는 것일까?

시냅스가 전기신호를 화학신호로 바꿨다가 다시 전기신호로 바꾼다니, 얼핏 이상하다고 느낄 수 있겠지만 여기에 모든 생명체의 비밀이 숨어 있다. 뇌는 정보를 접할 때 대부분 여러 정보가 동시다발적으로 들어오고, 트랜지스터와 다르게 하드웨어와 소프트웨어, 곧 몸과 마음이 분리되지 않는다.

우리 뇌는 컴퓨터처럼 있는 그대로 정보를 저장하고 출력하는 것이 아니라 환경과 상호작용하면서 정보를 해석하고, 섞고, 재구성하여 효율적으로 정보를 처리한다. 즉 우리 뇌 속에서는 정보 자체가성장하고 퇴화하면서 살아 있는 것이다. 변화하는 세상에 적응해 가면서 형성된 이들 화학신호는 유기체의 특성을 통해서 그 크기가 수시로 변한다. 우리 몸의 일부로 남아 연결하는 뉴런과 접점 수가 늘어나 신호 연결 그물망이 강화되기도 하고, 그 반대로 사라지기도 한다. 이런 역동적이고 다양한 연결을 물리회로 모듈로 구현하는 데는 한계가 있다. 무언가 더 유연하고 정교한 시냅스 연결이 요구된다. 여기에 동태적 성격의 화학반응이 해결사로 나선 것이다.

신경을 전달하고 조절하는 화학물질은 다양한 모습과 방식으로 개입하여 신경을 연결하며, 가소적(可塑的, neuroplastic)이다. 서로 자극을 주고받는 쌍방관계라 분산되거나 일반화되지 않고 국부적이고, 수시로 변한다.

인간 생존의 필수 소재인 의식주가 모두 고분자라는 사실도 의미가 있다. 고분자의 본질은 사슬이 길게 이어진 유연성이 핵심이다. 생명을 담고 있는 세포가 고분자를 분해하여 에너지를 얻고, 그 에너지로 효소와 같은 고분자를 합성하여 활동한다.

이런 물질 분해와 합성을 이끄는 대사반응이 갖는 특징 두 가지를 들라면 하나는 적은 에너지로 여러 단계의 반응을 거치면서 항상성을 유지하는 것이고, 다른 하나는 대부분의 화학반응이 세포가 만들어내는 단백질 덩어리 효소에 의해 진행된다는 것이다. 효소는 자연 발생 촉매로 대략 대장균의 100분의 1 크기라 보통 현미경으로는 볼 수 없다. 그래도 분자량이 거대한 고분자인지라 반응물인 기질의 특정 위치의 아미노산 그룹만이 반응하도록 자신의 형태를 자유자재로 바꾸어 중재할 수 있다. 효소와 기질이 마치 퍼즐 조각 맞추듯 선택적으로 화학반응을 주고받으면서 효과적으로 연계하고 보호하는 데 안성맞춤이다. 때문에 대부분의 반응이 부산물을 만들지 않고 거의 완전하게 일어난다. 그러니 모든 생명체의 생명활동이 고분자에 바탕을 두고 있다고 해도 과언이 아니다.

나선형 변화와 항상성

생체 변화는 서서히 일어나기 때문에 나선형 변화라 부른다. 나선형으로 돌고 도는 길은 걷는 거리에 비해 오르내리는 폭이 작고, 돌리는 방향을 바꾸면 이동 방향이 뒤집히기 때문에 나온 말이다. 나는 이런 나선형 변화가 우리 몸의 항상성 유지를 위해서 꼭 필요하다고 생각한다. 항상성은 보통 복잡한 다단계의 가역적인 화학반응을 거쳐 일어난다. 가역적이라는 것은 마치 시계추가 왔다 갔다 하듯이 정방향과 역방향 반응이 번갈아 일어나는 것을 말하는데, 우리 몸은 그러면서 동적 평형을 이루며 균형을 유지하는 것이다.

다만 어느 쪽으로 반응이 진행하는가에 따라 인과관계가 바뀐다. 화학작용은 이처럼 변화에 유연하고 역동적이다. 그런데도 화학반응을 'action'이 아닌 'reaction'으로 규정하는 것은 변화를 일으키는 작용에 반하여 자발적으로 화학계의 변화가 나타나기를 기다리는 대응작용인 비작위적 성격 때문이다. 어느 화학자라도 어떤 반응이 제한된 조건에 부합하면 일어날 것이라고 예측할 수는 있지만, 반응을 일으키도록 강제할 수는 없다. 말을 물가로 데려갈 수는 있지만 물을 마시게 할 수는 없다. 우리의 이해가 제한되어 있기 때문이다. 화학반응을 'action' 또는 'proaction'이라 부르지 않는 이유다.

여기에 더하여 변화가 어느 방향으로 얼마나 빨리 일어나는가는 또 다른 관점이다. 궁극적으로 반응이 일어날 것이라는 자발성과 반응속도는 별개다.

시간이 곧 생명인 생체반응

열역학 제1, 2법칙이 생체반응에도 적용될 수 있을까? 정신분석학자 지그문트 프로이트(Sigmund Freud)는 에너지의 총량은 일정하다는 열역학 제1법칙을 정신역학(psychodynamics) 과정에 적용하여 어느 한 곳의 에너지를 억누르면 반드시 다른 부위에서 발산한다는 소위 '풍선 효과'를 얘기한다. 마음의 힘도 변화에 잘 적응해야 한다는 의미다.

변화의 방향 예측은 더 어렵다. 열역학 제2법칙에 따르면 시간이 흐를수록 질서를 파괴하는 쓸모없는 과정의 총화, 소위 우주의 엔트로피(entropy)는 증가한다. 질서를 만들고 유지하는 모든 생명활동은 이런 엔트로피 증가에 역행한다. 그래서 생명활동은 외부 태양으로부터 에너지를 끌어와야 한다. 실제로 우리가 쓰는 에너지도 절반 정도는 질서 유지에, 나머지 절반이 활동하는 데 쓰인다. 그런데 이런 반응이 생체에서 유용하려면 반응시간이 분초를 다투지 않으면 안 된다. 따라서 속도론적 이해가 선행되어야 한다.

생체반응에서 에너지를 주고받는 반응의 방향과 속도 조절은 전적으로 효소의 작품이다. 우리 몸속에서는 수천 가지 효소가 수천 가지 화학반응을 동시에 일으키고, 이들 대부분이 다차원, 다단계 과정을 거친다. 이들 중 어느 한 과정도 주어진 변화에 대응할 뿐 전 과정을 통제할 권위를 가진 주체는 아니다. 주인이 따로 없다. 이렇게 복잡한 효소반응에서 인간이 그 기능을 종합적으로 파악하기는 거의 불가능하다. 주체와 대상을 분리하기 어려우니 외부 자극에 즉각 대응하는 인과론적 구조의 결정론적 물리변화와는 다를 수밖에 없다.

신경세포의 화학적 연결과 분자 수준 반응기재

신경전달물질이 시냅스를 연결하고 반응하는 양상은 사람마다, 또 세포마다 다르다. 신경전달물질이 일단 신경세포로 들어가면 그 주위 환경의 특성에 맞게 세포 자체의 성격이 달라지기 때문이다. 신경전달물질은 현재 알려진 것만 200여 종이 넘으며, 이들 각각은 모두 그 기능이 단순하지 않고 복합적이다.

마음을 생물학적 기능의 하나로 보는 신경과학자들은 습관화 같은 단순 학습부터 기억하고 조작하고 창조하는 인간 능력의 뿌리를 신경계의 가소성에서 찾는다. 시냅스의 효소를 이용한 화학 연결은 특정 신호만을 조건화하고, 습관화하고, 민감하도록 선별적으로 다룰 수 있게 해 준다. 신경세포가 스스로 조정하고 체계화하는 물질적 바탕이 분자 수준에서 마련된 것이다.

나는 시냅스에서 신호를 전기신호가 아닌 화학신호로 바꾸어 전달하는 것도 이런 화학반응의 양방향 가역 특성이 생명 유지에 유익하게 작용하기 때문일 것이라고 믿는다. 예컨대 신경이 자극을 받으면 여러 단계의 화학반응이 정해진 순서대로 일어나고, 이 반응이 일정 정도에 도달하면 흥분이나 억제와 같은 결과로 나타난다. 성욕이나 식욕처럼 욕구가 일단 충족되면 곧 억제하는 호르몬이 나와서 욕구를 멈추게 하는 일상적인 경험이 바로 그것이다.

화학자들이 자주 인용하는 '되먹임'이란 반응기재가 있다. 이는 원인이 결과를 초래하고 그 결과가 다시 원인으로 작용하는 화학반응이다. 이는 결과가 원인을 약화시키는 '음성 되먹임'과 강화하며 분출하거나 폭발하는 '양성 되먹임'으로 구분한다. 체내 호르몬 분비가 이들 두 가지 되먹임 과정에 의해서 조절된다. 예컨대 갑상선에서 분비되는 티록신은 음성 되먹임 과정을 통해 항상성이 유지되고, 그 반대로 자궁수축 호르몬인 옥시토신은 산모의 진통 끝에 양성 되먹임으로 더 많이 분출되어 출산할 수 있게 해 준다.[5]

생명의 신비, 어디까지 다가갈 수 있을까?

신경전달체가 주고받는 화학반응도 대부분 네트워크를 형성한다. 항상성을 목표로 수십 단계를 거치며, 그 경로도 일정하지 않고 복잡하다. 이런 반응의 결과로 나타나는 현상을 우리는 어떻게 받아들여야 할까? 화학자는 저마다 다른 속도로 진행되는 개별 반응을 제어하면서 다양한 화합물을 만들어 내니까, 관점이 반응속도에 모이고

---

5 하루야마 시게오, 반광식 옮김, 앞의 책, 252쪽.

가장 느리게 진행되는 반응에 주목하게 된다. 반응속도가 가장 느린 단계를 흔히 '속도결정단계'로 명하고 이를 전체 반응속도로 간주하면서 복잡한 반응을 단순화하여 해법을 구한다. 마치 차량 흐름을 원활하게 하기 위해 교통 흐름을 방해하는 병목현상에 주목하고 이를 해소하려 노력을 집중하는 것과 같다.

하지만 서로 물고 물리는 반응 네트워크 내 어느 한 반응이 속도 결정 차원에서 핵심역할을 한다고 해서 전체 반응을 통제한다고 할 수는 없다. 쌩쌩 달리던 도로라도 어느 한 군데가 끊기면 목적지에 갈 수 없는 이치다. 그래서 우리 뇌는 지휘자 없는 오케스트라로 비유되기도 한다. 옥시토신이 단위 시간당 또는 총량으로 어느 정도 분비되면 출산이 되는지, 또는 사람이 얼마만큼 사랑하면 옥시토신이 얼마만큼 분비되어 사랑하지 않을 수 없게 되는지 등을 수치로 객관화할 수 있을까? 더구나 우리가 미워하고 사랑하는 등의 감정은 사회 속에서 이루어지는데, 이런 반응에 결정론적 환원주의 생물학이 설 자리가 있겠는가?

뇌의 화학반응과 정신작용 사이에는 인과관계가 서로 맞물려 있고, 주체와 대상을 분리하기 어려우니 외부 자극에 즉각 대응하는 인과론 구조의 물리변화와는 다를 수밖에 없다. 인식 능력의 한계 속에서 기억에 의존하는 주관적 체험을 객관화하고 생명현상의 본질을 과학적으로 논하기에는 어려움이 따른다. 아니, 영원히 불가능할지도 모른다. 그리고 이 문제는 세포 차원에서 화학적 신호 처리(chemical event)를 어떻게 우리 마음과 연결 지을 수 있는지에 달려 있다. 화학자는 신경계의 비밀을 어디까지 풀어낼 수 있을까?

인간 의식의 출현

과학자들은 복잡한 전기화학적 신호전달이 뇌 속에서 정교하게 이루어지는 과정에서 의식이 출현하는 것으로 믿고 있다. 마찬가지로, 위치를 특정할 수 없지만 이성적 추론도 뇌 속 어딘가에서 체화한다. 우리 마음은 이런 물질화된 3차원 기억망 속에서 분명히 발현한다. 하지만 그 정체성의 경계가 몸 속, 곧 뇌로 한정되지는 않는다.

공동체 속에서 살아가는 인간의 몸과 환경을 생각하지 않고, 마음이 곧 뇌라고 단정할 수는 없다. 최근에는 이런 뇌 지상주의를 넘어서려는 새로운 대안도 모색되고 있다. 또한 인과관계가 모호하고 혼미한 지점에서 새로운 발상으로 연구를 시작하는 것이 과학자의 사명이기도 하다. 사물에 구조와 형태를 부여하며 분자와 분자 집단의 시스템 특성을 다루는 화학자의 도전은 계속될 것이다.

교환가치를 가질 수 없는 인간의 존엄성

게랄드 휘터(Gerald Hutter)에 의하면 아이들은 무언가 잘못되었을 때 빨간 램프에 불이 들어오듯 이를 직감한다고 한다. 관념이나 사고 같은 형태는 아닐지라도 미세한 주관적 감각과 감정을 갖고 태어난다는 것이다. 그런데 태어나기 이전부터 형성되어 있는 신경망은 없다.[6] 생각과 감정, 행동을 이끌어 내는 뉴런의 연결패턴이 태어나기 전에는 정해져 있지 않다는 것이다.

모두 비슷하게 태어나 비슷한 방식으로 성장하는 것 같지만 마치 하얀 바탕에 그려지는 한 폭의 그림처럼 뇌 속에 형성된 신경망 회로도는 각양각색이다. 당연히 성장과정, 곧 신경망의 연결패턴이 형성되는 과정에서 누구의 도움을 받고 관계를 맺는지 등 관여하는 사람의 역할이 매우 중요하다. 그러니 인간의 뇌는 본래부터 '타고난 뇌'와 사회 안에서 다른 이들의 도움을 받아 성장하면서 양육되는 '사회적 뇌', 그리고 학습하는 '능동적 뇌'를 모두 포함한다. 모든 사람이 같은 듯 전적으로 다른 이유다. 그리고 이것이 바로 인간의 존엄성이기도 하다. 인간은 교환가치를 가질 수 없으며, 한 인간을 다른 인간으로 대체할 수 없다.[7] 백지로 태어난 우리 뇌가 갖는 개방성이야말로 변화에 적응하면서 진화할 수 있는 최적의 생존 조건이다.

만들어지고 길들여지는 뇌의 특성

우리 뇌는 매우 유연하며, 마음을 어떻게 사용하느냐에 따라 달라진다. 전문가들은 나이에 관계없이 언제라도 뇌는 바뀔 수 있다고 한다. 이런 신경가소성은 고분자물질 본성의 하나인 플라스틱성

————— 6 게랄트 휘터, 박여명 옮김, 『존엄하게 산다는 것』, 인플루엔셜(주), 2019, 127쪽.
7 어니스트 베커, 노승영 옮김, 『죽음의 부정』, 한빛비즈, 2019, 435쪽.

(plasticity), 또는 성형성과 같은 용어로서 변화가 영구히 일어나는, 소위 만들고 길들여지는 특성을 말한다. 명상이나 마음 챙김, 중독이나 만성 통증은 우리 뇌가 길들며 나타나는 현상과 관련이 있다. 뇌는 재능과 훈련이 동시에 영향을 미치는 리모델링이 가능한 구조이기 때문이다.

또한 뇌의 영역은 생각보다 그 기능이 엄격하게 구분되어 있지 않고, 상호 치환이 가능하다. 몸과 마음의 주 연결통로인 신체 감각에는 색깔을 보고 소리를 듣기도 하고, 글자를 보고 색을 볼 수도 있는 공감각이 가능하다. 귀가 어둡다거나 눈이 높다는 우리말은 이에서 비롯되지 않았을까? 몸과 마음이 혼연일체가 되어 움직이면 삶이 풍성해질 수 있다.

한편 마음은 한 번에 한 대상으로 가는 속성이 있다. 우리가 대상에 대해 어떻게 생각하는가에 따라서 우리에게 미치는 대상의 영향력도 달라진다. 좋은 대상에 주목하면 좋은 영향을 받고, 좋지 않은 대상에 주목하면 좋지 않은 영향을 받는다. 인류가 일궈 낸 성과의 대부분은 학습능력의 토대가 되는 이런 뇌의 가소성에서 비롯한다 해도 과언이 아니다. 뇌 가소성은 건강한 삶의 원천이자 마르지 않는 샘이다.

생각과 활동에 따라 변하는 뇌

2006년에 발표한 런던 택시 운전사의 사례를 보자. 복잡하게 얽힌 런던 시내 도로망과 지명을 외우고 있는 택시 운전사는 기억을 담당하는 뇌 중심부위인 해마의 회백질 두께가 일반인에 비해 더 두꺼웠다. 기억의 공고화가 기억에 참여하는 시스템 뇌세포 수의 증가로 나타난 것이다.

이처럼 뇌의 특정 영역을 반복적으로 사용할수록 그 주위의 신경 조직이 더 발달하는 예는 악기를 다루는 연주자에게서도 볼 수 있다. 양손을 쓰는 피아노나 왼쪽 손가락이 음의 높이를 결정하는 역할을 하는 현악기 등 대부분의 악기도 두뇌의 여러 영역에 다르게 영향을 미친다. 첼로 연주자의 왼손 손가락과 연계된 뇌 영역이 비정상적으로 넓은 영역을 커버했다는 사실이 이를 말해 준다.[8]

살면서 기능의 향상만이 아니라 뇌 구조가 달라진 예도 있다. 2010년 미국 연구팀이 스트레스를 많이 받는 26명의 성인을 대상으로 8주간 스트레스 저감 훈련을 수행하게 했는데, 거의 모두에게서 뇌의 편도체(amygdala) 부위의 크기가 감소하는 현상을 관찰했다. 편도체는 인간의 불안과 두려움 같은 동물적 감정을 관장한다고 알려져 있다. 또 조슈아 그랜트(Joshua Grant) 등에 따르면 명상가들의 뇌는 일반인에 비해 판단을 담당하는 전전두엽 피질의 활동은 줄고 신체감각을 알아차리는 섬엽의 활동이 증가했다고 한다. 이는 이들이 사리 판단 대신 감각을 알아차리는 데 더욱 집중하고 있음을 말해 준다.

이 같은 사례들은 생활습관의 개선이나 지속적인 학습을 통해 우

---

8 팀 보노, 정미나 옮김, 앞의 책, 75~78쪽.

리 뇌가 후천적으로 변화할 수 있음을 보여 준다. 반복적인 육체적 운동을 통해 근육이 발달하는 것처럼, 지속적인 사용을 통해 뇌를 발달시키는 것이 가능하다는 증거다.[9] 뇌가 갖는 이런 성형성은 학습을 통해 상황에 맞게 적응해 가는 신성한 생명력의 원천이자 희로애락의 근원이다.

양날의 칼, 뇌 가소성

그렇지만 뇌의 가소성이 무한한 것은 아니며, 뇌를 개조하는 데 항상 긍정적인 것만은 아니다. 뇌 가소성은 생애 전 과정에서 환경과 상호작용하는 풍부하고 다양한 역동적 과정의 일부일 뿐이다. 어느 정도까지 적용할 수 있을지 사람마다 다르고 불확실하다.

요즈음에는 타인의 전화번호를 외우는 사람이 드물다. 많은 사람이 이를 직접 기억하지 않고 연결 정보만 기억하고 있기 때문이다. 어느 때고 필요할 때 기계 또는 사진으로 내장된 정보를 불러오면 그만이다. 따라서 우리의 기억하는 능력은 점점 감퇴할 것이다.

이처럼 사람의 기계 의존성이 커지면 그만큼 뇌는 퇴화할 것이다. 머릿속에 어떤 정보를 어떻게 채워야 할지는 전적으로 기계와 공생 관계인 우리 자신에게 달려 있다. 아인슈타인의 말처럼 우리가 찾아

---

9 임창환, 『뇌를 바꾼 공학 공학을 바꾼 뇌』, 도서출판 MiD, 2015, 나이 들어서도 건강한 뇌를 유지하는 방법.

2부 · 건강의 터 가꾸기

볼 수 있는 것은 기억하지 말아야 할까? 그렇지 않아도 나이는 기억력이 제일 먼저 알아본다. 뇌에서 가장 먼저 수축이 시작되는 곳은 계획과 판단 기능을 하는 전두엽과 기억에 관여하는 해마다. 나는 요즈음 부쩍 사물 이름이 떠오르지 않아 애를 먹곤 하는데, 이는 인간의 기억은 다양한 정보 파편들이 하나의 맥락을 이루고, 뇌의 여러 부분에 들어가고 나오며 시스템적으로 연결되어 있기 때문이다.

몸과 마음은 서로 돕는 관계

누구나 나무로 만든 나막신을 신어 보면 금세 불편함을 알아챈다. 그 불편함은 아무리 신고 다녀도 사라지지 않는다. 그렇지만 가죽 구두는 다르다. 가죽은 부드러우면서도 질기기 때문에 자주 신고 다니면 길이 들어 발에 맞게 변형된다.

가죽은 가소제를 다량 포함하고 있는 고분자물질이다. 뇌의 신경 가소성도 이와 유사하게 이해할 수 있다. 즉각적인 반응이 아닌 반복적인 행동으로 이루어지는 길고 긴 적응과정, 곧 '플라스틱화 과정'이다. 뇌에서는 시냅스 전후에 있는 단백질들이 서로 만나 시냅스가 만들어지는데, 이때 서로 코드가 맞으면 악수하듯 연결되고 소통이 가능해진다. 접착 단백질의 도움으로 새로운 패턴의 시냅스가 생성되는 데에는 보통 2~3주가 걸린다.

사람은 아주 단순한 동작을 할 때도 뇌 여러 부분을 동시에 활용해 신경세포 네트워크를 형성하며, 운동을 하면 '신경영양인자'라고 불리는 새로운 신경세포가 만들어진다. 자전거를 처음 탈 때는 다리 근육과 같은 몸이 받쳐 주어야 하지만 자꾸 타다 보면 의식하지 않아도 다리가 저절로 움직인다. 자전거를 타는 데 필요한 몸 움직임을 제어하는 뉴런들이 연결을 강화했기 때문이다.

우리는 발로 걷는다고 생각하지만 눈으로 앞을 바라보고, 균형을 잡고, 근육을 움직이는 것은 모두 뇌가 한다. 그래서 치매 환자처럼 뇌 기능이 저하되면 걸음 폭이 좁고 속도가 느려지며 똑바로 걷지 못하는 것이다. 반대로 별로 사용하지 않는 회로는 다른 효소에 의해 잘려 나가 신호가 전달되지 않는다.

이처럼 몸과 마음은 서로가 서로를 움직이고 돕는 관계다. 마음을 통해 뇌를 움직이고, 뇌는 몸을 움직여 근육에 긴장을 불어넣으며, 긴장된 근육이 다시 뇌로 신호를 되돌린다. 뇌가 길들여지는 과정은 뇌가 에너지 소모를 최소로 하기 위해 움직이는 소중한 메커니즘 중 하나다.

바이오피드백

바이오피드백(biofeedback, 자기되먹임)이란 몸에 의해 뇌 활동이 달라지는 것을 말한다. 몸으로 느끼는 것은 뇌를 바꾸는 가장 손쉬운 방법이다. 평소에 몸의 긴장을 풀고 호흡 속도를 늦추는 단순한 행동이 뇌 활동에 영향을 주고 생각과 기분, 스트레스에도 영향을 미친다.

신체감각으로 뇌를 바꾸어 마음을 단련시킬 수도 있다. 이런 변화는 대개 일시적이지만 지속적으로도 일어난다.[10] 미소를 짓고, 자신감을 갖고, 자세를 바로 하고, 명상을 하고, 몸에 힘을 주고 빼는 등의 활동을 하면 바이오피드백을 잘 활용하고 있는 것이다. 몸과 마음은 지배-피지배 관계가 아니라 서로 도와 조화로운 이중주를 만들어 내는 협업의 관계이다.

주위 환경과 심신의 조화가 건강한 삶을 만든다

산책을 하면 심박 수가 증가하고 혈당이 올라가 스트레스 호르몬인 노르에피네프린(norepinephrine)을 증가시킨다. 그래서 산책을 하면 기분이 좋아지는 것이다. 마음이 움직인 셈이다. 이뿐이 아니다. 웃긴 영상을 보면 체내에 엔도르핀(endorphin)이 분비되면서 기분도 좋아지고 통증도 완화된다. 또한 겁을 먹거나 흥분하면 심장 뛰는 속도가 빨라진다. 좌절을 느끼면 전신에 힘이 빠지고 턱에 힘이 꽉 들어간다. 울적한 기분일 때에는 몸에도 생기가 없다. 몸에 새겨진 암묵적 기억이 몸을 다스리는 신호다.

이럴 때는 몸에 주의를 기울여 마음을 안정시켜야 한다. 자세를 바꾸거나 얼굴 긴장을 풀거나 호흡 속도를 늦추는 것처럼 아주 단순한 행동이 뇌 활동에 극적인 영향을 미칠 수 있으며 생각과 기분, 스트

---

10 앨릭스 코브, 정지인 옮김, 앞의 책, 221쪽.

레스에도 영향을 미친다. 압도된 느낌을 받았거나 스트레스를 받았거나 어깨에 힘이 쭉 빠지고 불안하다면 세면대로 가서 두 손 가득 찬 물을 받아 얼굴에 뿌려 보라. 무형의 마음보다 만지고 움직일 수 있는 신체를 다루기가 더 쉽지 않겠는가?

우리가 즐겨 듣는 바흐의 〈골드베르크 변주곡〉은 불면증으로 고생한 한 왕자를 위해 작곡했던 것으로 알려져 있다. 음악을 감상하는 것에는 뇌 속 해마, 전방대상피질을 포함해 변연계 대부분이 참여한다. 음악을 즐기고 음악에서 동기를 얻는 것, 음악이 감정을 조절하는 데 도움을 주는 것도 모두 그 때문이다.

음악은 마음을 진정시키고 혈압을 낮춰 스트레스를 줄인다. 통제가 어려운 감정도 자기되먹임, 즉 바이오피드백으로 다스리고 마음을 단련시킬 수 있다. 요컨대 몸과 마음은 항상 양방향 소통이 이루어지고, 감각을 통해 바깥세상과 연결되는 유연한 조직체다.

'나는 이런 사람이야.'가 아니라 '나는 이렇게 변화될 수 있는 사람이야.'로 생각을 바꾸어 보자. 마음이 머무르는 곳에 몸이 따라 간다. '실패해도 상관없어, 다시 도전하면 되니까.' 아니면 '뭐라도 되겠지.'를 몇 번이고 되뇌며 자신을 다독여 보자. 또 숙면을 위해 조금씩, 그리고 꾸준히 운동을 하여 몸 곳곳에 뭉쳐 있는 근육들을 자유롭게 이완시켜 보자. 어떤 경우에도 감사하고 애써 웃으면 마음의 긴장이 풀어진다. 그렇게 이완된 몸과 마음은 다시 단잠을 불러 충만한 삶으로 이어진다. 건강한 삶이란 이런 선순환이 이루어지는 삶이다.

뇌과학의 한계와
디지털 시대의 미래

사람이 살아 있다는 징표는 의식에 있다. 산다는 것은 어제와 오늘
이 다르다는 의식에서 비롯된다. 그래서 살기 위해서는 날마다 변해
야 한다. 국가도 변해야 산다. 내가 어렸을 때 유행하던 우스갯말 중
에 "알아야 면장도 하지."라는 말이 있다. 그런데 이제는 "씨 뿌려라,
농약 쳐라." 하며 인공지능이 이장을 대신한다.

이처럼 이제는 알고리즘이 마을 이장 자리마저 위협하는 시대다.
넓고 깊은 인간 의식(consciousness)의 대양이 끊임없이 율동하는 너른
데이터 바다에 외로이 떠 있는 한갓 섬으로 전락하지 않을지 두렵다.

컴퓨터가 세상에 나온 후 제일 먼저 배웠던 컴퓨터 언어는 일련의
도식화된 순서의 명령이었다. 이런 플로우 차트가 어느새 빅 데이터
를 앞세워 알고리즘이란 이름으로 곳곳에서 활개를 치고, 생활 속을
파고든다. 단순한 정보를 엮어서 탄탄한 아이디어를 만들고 이 아이

디어가 인간의 활동으로 연결되어 세상을 지배하게 된 것이다. 개인이나 단체, 그리고 국가까지 모두 로봇처럼 데이터가 제시하는 방향으로 움직이는 미래를 생각하면 암울하다. 데이터는 자유롭게 흐르지만 스스로 웃고 우는 컴퓨터는 이 세상에 없을 테니.

평생 컴퓨터와 한 몸이 되어 살았던 물리학자 스티븐 호킹은 "우리의 미래는 발전하는 기술의 진보와 그것을 사용하는 지혜 사이의 경주가 될 것이다. 지혜가 이길 수 있도록 온 힘을 다하자."라고 말했다. 그의 말은 옳다. 나는 생명체가 하나의 개체로서 진화를 거듭하게 된 원동력은 몸과 마음, 그리고 사물의 이치를 밝히고 이를 후손들에게 남기는 데에 있다고 믿어 왔다.

인간은 거친 자연환경에서 살아남기 위해 태초부터 도구를 발명해 사용해 왔다. 도구 사용은 뇌를 발달시키고, 뇌에 대한 깊은 이해는 끊임없이 더 나은 도구를 만들어 인간을 이롭게 했다. 오늘날 뇌 공학 기술은 뇌를 사람 마음을 읽어 내는 하나의 도구로 다루는 데서 나아가 마음을 뇌 속에 이식하여 바탕까지 개조하려 하고 있다. 또한 디지털 기술은 방대한 집단 기억과 데이터 지식을 연결하여 개인의 역량을 초월하는 문제들도 풀려고 한다. 앞으로 인간이 갖춘 지성을 넘어서는 새로운 유형의 인간이 출현하지 말라는 법도 없다. 도구의 변화 속도와 디지털 혁명의 건전한 토대가 인류 변화와 발전을 이끌 것이다.

지금 전 지구촌은 코로나19 팬데믹으로 몸살을 앓고 있다. 이런 환경 속에서 올해는 디지털로의 변화가 더욱 가속화되고, 우리 삶도 크게 바뀌는 변곡점의 한 해가 될 것이다.

신경계 화학물질의 반응과 화학의 역사

　화학자들이 다루는 분자 수준에서 세상을 바라본다면 세상은 지금과는 견줄 수 없을 만큼 더 복잡할 것이다. 새로운 물질이 탄생하기 시작하면 반응계 시공간상에는 신물질의 농도 기울기가 만들어진다. 이런 농도 차가 여러 부분에서 생기고 성장하면서 서로 교차하게 되면 반응이 종결된다. 그런데 재미있는 것은 이런 무질서 속에서 하나의 규칙적인 진동패턴이 나타난다는 것이다. 수가 많아지면서 생기는 질적인 변화다. 나비의 날개나 얼룩말, 그리고 나선 모양의 조개 등에서 볼 수 있는 아름다운 무늬와 형태가 좋은 예다. 화학자들은 이를 '반응-확산과정'으로 이해한다.

　수십 단계의 반응으로 이루어진 뇌 속 전기화학반응은 어떨까? 일반적으로 화학반응의 동적인 정상 상태는 작용과 이를 억제하는 반작용이 수시로 교차하면서 유지된다. 작위성과 무작위성의 구분이 의미를 잃는다. 하지만 흥분성이나 억제성 같은 신경화학반응에 양의 되먹임 과정이 관여한다면 양상이 판이하게 달라질 수 있다.

　양의 되먹임은 스스로 가속되는 자가촉매과정이다. 반응 속도가 이온의 확산 속도와 경합하고 맞물려서 화학 파동의 형태를 갖추고, 작은 차이가 큰 변화를 만들어 낸다. 생태계에서 풀을 먹는 토끼와 토끼를 먹이로 하는 여우의 개체 수 변화가 이런 전형적인 화학 파동의 예로 자주 인용된다. 빠르게 번식하는 개체 수는 자가촉매과정을 따른다고 볼 수 있다. 처음에는 토끼 수가 증가하다가 감소한다. 이를 잡아먹는 여우의 수가 증가하기 때문이다. 결국 먹고 먹히면서 시차를 두고 이들의 개체 수는 진동을 이루게 된다. 토끼의 먹이인 풀이 충분히 제공된다면 이런 규칙성은 반복될 것이다.

화학적으로 일렁이는 물질의 농도 진동이 반응을 지배한 예도 있다. 뇌는 몸과 마음이 지배하는 신체의 사령탑이자 물질과 정신이 엮이는 공간이다. 만일 뇌 속 신경전달물질의 연결에 이런 스파이크성 화학반응이 관여한다면, 예컨대 물질농도가 피크를 이루어 어느 한 계치를 넘어서고 비로소 반응이 일어나 신경세포가 연결되면 과거의 학습된 경험이나 기억이 현재의 신호연결 세기에 큰 영향을 미칠 수 있다. 결과적으로 약한 자극에도 양의 되먹임으로 과도한 반응이 나타날 수 있고, 그 반대로 강한 자극에도 반응이 전혀 일어나지 않을 수 있다.

이것은 호기심을 자극하는데, 만일 사물을 인식하고 사회현상을 파악하는 인간 뇌의 체계가 모두 비슷한 방식으로 작동하여 비슷한 도식으로 남게 되면 어떤 문제가 제기될 수 있을까? 기억하지 않는 역사는 되풀이된다는 역사 인식의 근거가 여기에서 비롯할지도 모른다. 역사적 존재로서 인간이 생각하고 자각하고 느끼는 방식은 달라지지 않고, 이러한 정보를 처리하고 기억하는 뇌의 잘 짜인 화학 반응 경로는 한결같이 재현되기 때문이다. 결국 학습과 진화가 결합하여 문화의 근간을 이루고, 여기에는 가장 안정한 형태를 추구하는 고분자 화학물질의 역사가 성공적인 생존환경을 만드는 촉매제가 되고 있는 것이다.

체화된 인지

유기체인 인간은 환경과 상호작용하며, 서로 연결되어 있다. 자연 과학자로서 자연 속에서 생명이 기적적으로 생겨날 수 있다고 믿기도 어렵지만, 생명력이 매체로 쓰는 몸체에 갇혀 있다고 믿기도 어렵다. 다시 말하면 우리의 생명활동은 물리적인 존재로서의 '나'와, 생각하고 느끼고 의지를 가진 주체로서 파악이 되는 '나', 곧 내 마음이 정교한 화학반응으로 연결되어 주위 환경과 뗄 수 없는 전체를 이루는 삼중주라는 것이다. 인간이 정보를 처리하는 데에는 뇌뿐 아니라 신체의 다른 부분들도 관련된다는 '체화된 인지(embodied cognition)'가 주목받는 이유다.[1]

우리 뇌는 생각과 행동의 중추 기능이 뇌 전체에 고루 분산되어 있지 않고 어느 일정 부위에 집중되어 있다. 문제를 해결하는 가장 효과적이고 전문화된 방식으로 적응하고 있는 것이다. 이렇게 신체의 단순한 감각이나 운동 기능이 뇌의 부위와 일대일 대응을 하는 것으로 알려진 후 소위 뇌구조의 계층적 모듈(module)화 개념이 태동하였다. 하지만 복잡한 신체 기능이나 기억력과 사고력, 판단력 같은 기능은 뇌의 여러 부위가 네트워크를 형성해서 만든 것이기에 뇌가 차지하는 영역이 훨씬 더 넓고, 부분부분 모듈로 분리할 수 없다. 다른 동물과 달리 인간의 두뇌가 겹겹이 주름이 잡혀 있는 것도 두개골 안

---

1 이정모, 앞의 논문.

에서 최대 면적을 확보하여 고도의 정신활동이 가능하도록 진화한 결과가 아니겠는가? 정신과 물질의 연결점, 곧 인터페이스가 신경망이라면 인간이 과연 이를 그려 낼 수 있을까?

몸의 감각체험은 인지과정과 밀접하게 연결되어 있으며 기억하고, 보고, 말하고, 움직이고 생각하고 느끼는 등 대부분의 뇌활동은 신경전달물질의 영향을 받는 것으로 알려져 있다. 신경세포가 어떤 구조로 엮여 있고 이들 연결에 어떤 신경전달물질이 관여하는지 알아야 신체구조와 이를 관장하는 뇌 영역 간의 연결고리를 찾을 수 있는데, 대략 1천 조 개의 시냅스를 현대과학으로 완전히 밝혀 내는 것은 쉽지 않다. 아니, 불가능할지도 모른다. 게다가 200종 이상의 신경전달물질이 주고받는 과정은 매우 역동적이며 대부분 열쇠와 자물쇠처럼 특이성이 있어 제대로 짝을 이루어야 열고 닫을 수 있다(참고로 두 세포 사이를 헤엄쳐 건너 신호를 전달하는 거리는 머리카락 두께의 100분의 1 정도이고, 시냅스 부피는 $1mm^3$ 미만으로 매우 작다).[2][3]

태어날 때 백지 상태였던 인간의 뇌는 경험을 통해 사방으로 연결되면서 의식을 낳고, 보고 느낀 것에 의미를 부여해서 사회 속에서 개인의 정체성을 구성해 간다. 그래서 우리 뇌는 자연 속에서 이루어지는 몸의 물리적 기능과 사회 속에서 이루어지는 문화 요소를 모두 포괄한다. 지구상에서 환경과 유리된 채 혼자서 살아갈 수는 없다.

---

2 힐러리 로즈, 스티븐 로즈, 김동광 옮김, 앞의 책, 116쪽, 54쪽.
3 어익수 등, 『뇌과학 이야기』, 콘텐츠하다, 2018, 210쪽.

DNA가 개체의 생명을 전해 주지만 그 생명을 유지시켜 주는 것은 자연과 더불어 살아가는 개체 간의 사회적 관계다. 인간이 갖는 감각, 욕망, 환상 추구 등은 이러한 의식의 총체이며, 이는 뇌과학의 언어만으로는 터득하기 어렵다.

고차원적인 신비로운 의식의 탄생이라는 점에서는 신의 존재를 떠올릴 수도 있을 것이다. 하지만 과학과 공학의 문제는 일단 그 자체로 풀어야 할 것이다. 흙으로 사람을 지으시고 그 코에 생기를 불어넣어 생명체가 되었다는 성경 속 창조론은 또 다른 차원의 이야기일 뿐 과학과 섞일 수는 없다. 창조론자도 자연선택론자도, 모든 것을 설명할 수 있는 이론은 아무것도 설명하지 않는 것임을 명심해야 한다. 과학자가 경계해야 할 것은 체득한 진실을 모두 과학 안으로 끌어들이는 것이다.[4]

화학 정보처리의 역동성과 고분자 가소성의 한계

감각과 운동으로 뇌에 어떤 감정이나 생각을 불어넣으면 신경망이 자기만의 고유한 방식으로 연결되고, 이렇게 체화된 인지는 사고방식, 더 나아가 그 사람의 운명을 좌우한다. 그런데 인위적으로 화학물질에만 의지하여 쾌락 같은 감각을 느끼게 하거나 공격성을 줄여 세상을 덜 위험하게 할 수 있다면 어떻게 될까?

―― **4** 어니스트 베커, 노승영 옮김, 앞의 책, 435쪽.

실제로 사람의 감정과 이에 따른 행동은 외부에서 가한 어떤 자극에 대한 단순한 기계적인 반응이 아니다. 또한 화학의 역동성은 제자리에 있지 않고 앞으로 왔다 뒤로 갔다 하면서 균형을 맞추는 과정에 있다. 신경계 안에서는 감정 상태가 시소처럼 짝을 이루어 한쪽이 올라가면 다른 한쪽은 내려가는 대립구조가 작동한다. 예컨대 쾌락 과정과 함께 그 역인 고통 과정이 동시에 개입하는 것이다. 계속해서 쾌락 상태를 유지할 수 없는 이유다. 그런데 약물을 사용하면 이러한 대립구조가 왜곡되어 중독에 이르게 된다.

　예를 하나 들어 보자. 우리 뇌에는 신경전달물질인 도파민이 관여하는 보상회로가 있다. 우리가 어떤 행동을 해서 기쁨이나 쾌락을 느끼면 이런 감정이 보상 효과로 연결되어 그런 행동을 반복하도록 동기를 부여한다. 그런데 보상 행동을 담당하는 이런 회로에 외부 약물이 개입하여 도파민 분비를 늘리게 되면 뇌는 정상적으로 분비되는 도파민 생산을 줄이거나 그 수용체를 줄여 버린다. 결국 초기에 느꼈던 쾌감을 느끼기 위해서는 점점 더 많은 양의 약물을 사용하지 않으면 안 된다. 이렇게 더 큰 자극을 부르게 되면서 습관성 혹은 의존성이 시작되는 것이다. 배고픔이나 성욕처럼 욕망이 충족되면 쾌락이 멈추는 자연적 행동과 달리 이런 자기 자극은 만족을 모른다. 게임중독이나 도박 같은 행위 중독이 심각한 폐해를 초래하는 까닭이다.

　인간이 축적한 경험이나 지식이 역동적이고 가소적으로 주위 환경과 상호교감하며 벌이는 생명활동은 이런 부작용도 낳는다. 우리는 뇌의 심층구조 안에서 전개되는 이런 모든 현상을 유전학적 결정론이나 운명으로 돌릴 수도 없고, 화학적 정보 처리만으로 온전히 우리의 몸과 마음을 설명할 수도 없다. 분명한 것은 천문학적 수의 신경 연결망 어딘가에 기억으로 남아 행사하는 신경활동과 자유의지가 활동의 주체가 될 때 우리의 자아와 의식이 명료해지고 의미가 부여된다는 점이다.

가변성과 비작위성이 늘 따라다니는 춤사위를 근육 방정식으로 풀어낼 수 없듯, 신체에는 인간의 힘으로 넘어설 수 없는 신비가 깃들어 있다. 건강을 목적으로 신체와 정신 능력을 강화하려는 의료행태에는 한계가 있으며 근본적인 원인은 남겨둔 채 증상만을 일시적으로 다스리는 인위적인 방식은 늘 경계해야 한다.

땀을 모르는 컴퓨터, 인간을 위협할 수 없다

지금은 컴퓨터가 새로운 개념의 확장을 통해 세상과 교감하는 시대다. 내장된 프로그램이 스스로 진화해 가면서 주위 환경과 감응하는 인공지능이나 로봇이 속속 출현하고 있다. 인간에게 '체화된 인지'가 있듯이 각종 인공 기기들도 실시간으로 상호작용을 하고 경험을 넓히면서 자기조직화를 시도하고 있다. 생명체의 논리에 다가설 수 있는 일종의 자발적 질서화다.

하지만 자유의지가 없는 지능이 지배하는 세상은 상상만 해도 끔찍하다. 그래서 컴퓨터가 가소성을 갖지 않고 인간이 명령하는 대로만 주어진 데이터를 처리한다는 것은 위안이다. 인공지능이 '딥러닝

(Deep Learning)'이라는 알고리즘을 통해 웃어야 할 때 웃고, 슬퍼해야 할 때 우는 모습을 학습할 수는 있지만, 호기심을 갖고 자신의 세계를 바꾸어 나가는 감정 활용은 할 수 없기 때문이다. 자주 웃는다고 해서 하드웨어 회로 자체가 스스로를 바꾸며 확장되지는 않는다.

기계는 자유와 책임도 갖지 못한다. 땀 흘려야 할 때 땀을 흘릴 수 없다. 이제는 노동을 상품으로 사고파는 대상에서 투자의 대상으로 생각하여 노사가 공생을 도모해야 하는 시대이다. 21세기 온정적 합리주의(Compassionate Rationalism) 리더십이 새로운 패러다임으로 부상하는 것도 이런 시대정신과 부합하기 때문이다. 지도자는 전략이나 목표 달성 같은 이성적 측면보다는 계층 간, 이념 간에 점점 심화되는 갈등상황을 극복하기 위한 공감과 소통의 감성적 측면에 더 심혈을 기울여야 지속적인 성장을 이루어 갈 수 있다.

세상은 누구도 경험하지 못한 세계로 달리고 있고, 미증유의 사태나 전대미문의 사건에는 알고리즘이 무력하다. 그러나 나는 과학자로서 미래를 낙관한다. 창조성은 새로운 것을 향해 정신과 마음을 한껏 열어 놓고 갈라지는 생각들을 끌어안아 변화를 일으키는 동력과 법칙을 찾아내는 능력이다. 데이터가 창조의 싹을 키울 수는 있으나 싹을 틔울 수는 없다. 따라서 미래는 인간이 만들어 가고, 그 대가는 사람만이 주장할 수 있다. 단순히 명령을 이행하는 인공지능은 그저 도구로 남을 것이다. 인공지능이 인간의 반복적이고 단순한 업무로 데이터가 쌓인 일들을 수행하는 확장지능(Extended Intelligence)에 머물 것이라는 예측이 설득력을 얻는 이유다.

높이 오르려고만 하는 사회 시스템에서 낮은 곳으로 임하면서 사물을 바라보면 지혜의 목소리가 들린다. 실세계와 가상세계, 의식 있는 인간과 의식 없는 지능기계가 공존하는 미래, 두 세계를 살아가는 인간의 지혜는 그 폭과 깊이의 외연을 넓히면서 확장할 것이다. 지혜가 과학문명의 발전 속도를 따라가지 못해 인류가 패망하거나 인공지능이 인간의 지혜를 넘어서 생존을 위협하는 일은 결코 일어나지 않을 것이다.

개인의 자유와 사생활, 안전은 보장될 것인가?

유발 하라리(Yuval Noah Harari)는 종교가 사회적 취약 구조에 초인적 질서와 정당성을 부여한다고 말한다. 과학이 미치지 못하는 자연의 신비에 초자연의 질서가 개입하면 믿음이 자라난다. 중추신경계의 생리화학 연결은 컴퓨터의 단순한 전기 연결과 다르다. 컴퓨터가 인간보다 기억은 잘해도 스스로 의식을 만들어 가지는 못한다는 것이 정설이다.

다수가 협동하는 외부세계에 감응하고 수십 단계의 정교한 화학반응으로 연결된 인간의 신경망은 매뉴얼화 또는 알고리즘화가 불가능하다. 게다가 통제 주체가 없어 비작위적이다. 인간의 DNA 서열을 읽고 그 존재가 어떤 모습으로 어떻게 자랄지 예측해 낼 수는 없다. 아이가 건강하게 출생하도록 간구할 수 있을 뿐이다. 아무리 고양된 인간의 두뇌활동이라도 그것이 자유의지란 이름으로 DNA에 기억되고 한 개체의 의식으로 탈바꿈하는 한 하나님의 자리는 여전히 빛날 것이다.

세상이 모두 바뀌어도 삶의 본질은 달라지지 않는다. 세상살이 거기서 거기다. 수백만 년 응축된 인간의 지혜가 표출된 희로애락, 그것을 방정식에 담을 수는 없다. 이를 모르는 지능기계와 같이 살다 보면 인간 고유의 능력과 인간의 가치가 어디에 있는지 분명하게 드러날 것이다. 인공지능은 오히려 인간에게 죽음이 아닌 참생명을 일깨워 주는 역할을 할 것이다. 데이터로 무장한 호모사피엔스(Homo sapiens)가 영생을 꿈꾸는 생명공학적 신인류로, 또는 신으로 부상하여 호모데우스(Homo Deus)로 바뀌는 하라리의 비관 섞인 미래의 가상 시나리오는 일어나지 않을 것이다.[5]

어떻게 살아야 바르게 사는 것인지 판단하고 나아갈 길을 정하는 역량은 인간이 갖는 특권이 아니던가. 현명한 인간이라면 누구나 온전하고 지속가능하고 행복한 삶을 추구한다. 다른 사람의 미래를 이야기하지 않고 내 미래를 생각할 수 없다. 인류가 점증하는 경제적 불평등의 위협을 줄이고 지구 온난화를 막아 내며 행복한 미래를 설계해 나가리라 기대한다. 행복의 열쇠는 예나 지금이나 소명의식을 갖고, 땀 흘려 일하며, 타인에게 선한 영향력을 행사하는 마음가짐에 있지 않겠는가.

---

5 유발 하라리, 김명주 옮김, 『호모데우스』, 김영사, 2017.

2부 · 건강의 터 가꾸기

몸과 마음의
이중주, 웃음

앞서 나는 주로 신경계를 지배하는 뇌의 기능을 이야기했다. 그런데 어떤 상황을 보고 아무 생각 없이 몸이 먼저 움직일 때가 있다. 프로 골프 선수와 아마추어 선수가 티샷을 할 때 사용하는 뇌의 부위를 비교해 보면 금세 이를 확인할 수 있는데, 아마추어 선수가 훨씬 넓은 부위의 뇌를 사용한다. 연습을 오래 했던 프로 선수들은 모든 동작들이 몸에 배어 있어, 동작 하나하나에 머리를 쓸 필요가 없으며 오히려 아무 생각 없이 휘두르는 것을 볼 수 있다.

김덕영 방송작가 겸 제작자는 「몸이 기억한다. 어떻게 사랑할 것인가?」라는 글에서 직관은 몸에 밴 정보들이 한순간에 폭발적인 화학작용을 일으키면서 판단에 이르는 과정이라고 인식하고, 상당 부분 몸에 축적된 경험에서 직관이 나온다고 생각했다. 그래서 암스테르담 길거리에서 서로 한 손을 맞잡고 둘이 나란히 자전거를 타고 가는 연인들을 보고도 남다르게 그냥 지나치지 못했다. 과거에 자전거 타면서 손을 맞잡는 장면을 촬영하려 했으나 실패했던 적이 있었기 때문이다. 한 손으로 자전거 핸들을 잡고 다른 한 손을 뻗어서 손을 잡고 달린다는 것은 균형감각이 몸에 배어 있어야 한다. 골프 선수와 마찬가지로 논리가 아니라 부단한 노력과 연습이 필요하다. 사랑의 감정도 머리가 아니라 몸으로 축적되면 그 회로는 쉽게 사라지지 않을 것이다. 그러므로 사랑도 자전거 타기처럼 '사랑의 근육'을 만들어 가야 하지 않을까 생각해 본 것이다.

웃음이라는 행동에 주목해 보자. 웃음은 몸과 마음이 같은 비중으로 함께 움직이는 대표적인 사례이자 인간의 고유한 특성이다. 원숭이에게는 웃고 즐길 수 있는 행동이나 관련 근육이 존재하지 않는다.

스트레스를 받았을 때는 얼굴에 웃음이 사라진다. 신체가 긴장한 징표다. 이때는 자신의 내면에 귀를 기울이고 자신이 행사할 수 있는 능력에 집중하는 것이 좋다. 과거에 스트레스를 극복했던 경험을 떠올리거나 억지웃음이라도 웃으면 도움이 된다.

나는 평소 김수환 추기경의 다음과 같은 조언을 떠올리고 이를 실천하려 노력한다.

"웃음은 만병 예방약이며 치료약이다. 노인을 젊게 하고 젊은이를 동자로 만든다. 요즘은 웃음이 면역 기능을 높인다고 해서 웃음치료사라는 직업도 생겼고, 거기 가서 웃는 연습을 하는 사람도 많다고 들었다. 억지로 웃는 웃음도 면역 기능을 높인다. 건강에 좋고 암을 예방한다고 하니 기쁜 마음에서 우러나는 진짜 웃음은 얼마나 우리를 건강하고 행복하게 할 것인가. 매일 웃고, 웃으려 하고, 웃게 만들라."

　조금은 과장된, 자칫하면 오해를 불러일으킬 수 있는 내용이다. 하지만 뇌는 진짜 웃음과 가짜 웃음을 잘 구별하지 못하므로 추기경 말씀대로 억지로라도 웃고 웃는 연습을 하면 그 과정에서 가짜 웃음은 종종 진짜 웃음을 유발한다. 우리 몸의 웃음 근육을 관장하는 뇌세포와 웃음을 일으키는 마음을 관장하는 세포가 동시에 활성화하기 때문이다.

　웃음에는 여러 종류가 있다. 하나는 프랑스 의사 기욤 뒤센이 발견해 '뒤센(Duchenne)의 미소'란 이름으로 불리는 웃음이다. 이렇게 웃을 때는 입가 주름이 위로 올라가고 눈가 피부에 까마귀 발을 닮은 잔잔한 주름이 잡힌다. 눈둘레근과 대관골근이 움직인 결과인데, 이 두 근육은 의지로 통제하기가 매우 힘들다. 두 번째 웃음은 셀리그먼이 말한 '팬 아메리칸(Pan-American) 승무원 미소'라고 부르는 웃음으로, 인위적으로 치아를 드러내는 직업적 웃음이다. 영화제의 레드 카펫 위에 선 배우들처럼 대중을 상대하는 이들의 얼굴에서 종종 볼 수 있다.

　웃는 것은 마음에 강한 자극이 된다. 특히 크게 웃으면 마음이 아주 흥분된다. 파안대소나 박장대소가 그런 웃음이다. 전자가 폐까지 벌렁거리는 웃음이라면 후자는 그도 모자라 발까지 구르며 웃는 웃음이다. 어떤 의사는 이런 웃음을 '내면의 조깅'이라 칭하면서 웃고 살라고 조언한다. 웃음은 부교감신경을 자극해 몸과 마음의 긴장을 풀어 주는 보약이기 때문이다. 그다지 웃을 일이 없더라도 그냥 입을 벌리고 "하하하" 소리를 내 보자. 웃는 동안은 걱정도 없고 불안하거나 두려운 것도 없을 것이다. 매사 여유와 유머를 잃지 않는 것이 건강을 위한 소박한 지혜다.

웃음의 뇌과학

웃음에 뇌과학적 의미가 있다는 재미있는 실험 결과도 있다. 웃음은 집착에서 멀어지게 한다. 마음을 열고 있으면 체내 코르티솔의 분비가 감소한다. 코르티솔은 호르몬의 일종으로 면역체계를 억제하는 작용을 한다. 목청껏 노래를 부르거나 큰 소리로 웃게 되면 선천면역을 담당하는 NK 세포, T세포, B세포 등이 활성화되어 면역력을 강화할 수 있다.

미국 로마린다 대학 리버풀 교수와 스탠리 교수의 인체 면역성 강화 실험을 보자.[1] 이들은 남자 10명에게 코미디 프로그램을 한 시간 동안 시청하게 한 다음 시청 전후 혈액 속에 있는 면역체의 증감을 측정했다. 그 결과 웃으면 바이러스에 대한 저항력이 강해지고, 백혈구와 항체 생성에 있어 중요한 면역글로불린이 세 배나 증가한 것을 확인할 수 있었다. 또한 세포조직 증식에 도움을 주는 인터페론 감마-2도 200배나 증가했다. 미국 인디애나주 월 메모리얼 병원에서는 외래 환자들을 임상 실험한 결과 웃음이 스트레스 호르몬인 코르티솔의 양을 낮추고, 엔도르핀이나 엔케팔린 같은 유익한 호르몬을

---

1 김영식, 『사람을 살리는 웃음』, 리즈앤북, 2017, 164쪽.

증가시키는 것을 알 수 있었다. 하루에 한 번 입꼬리를 살짝 올리며 10~15초간 웃어 보라. 이틀을 더 산다. 또한 웃음은 아토피 증상에도 효과가 있다고 한다.

웃을 때의 뇌 활동은 경련이 일어날 때와 비슷하다

펜을 입에 물고 만화를 보면서 뇌 반응을 조사하는 실험이 있다. 펜을 세로로 해서 끝부분을 입술로 물거나, 가로로 해서 "이~" 하고 입을 벌려 문 다음 만화를 보게 했다. 그 결과 두 그룹의 만화 보는 재미가 서로 다르게 나타났다. 같은 만화를 봤는데도 세로로 펜을 물고 만화를 본 경우 느꼈던 재미는 평균 4.7점이었고, 가로로 문 경우에는 6.6점으로 조사된 것이다. "이~" 하고 가로로 물고 있을 때는 입의 양 끝이 올라가는데, 이때 사용되는 표정 근육은 미소 지을 때와 비슷하다. 이 점이 흥미롭다. 강제로 미소 짓는 표정을 지으면, 실제로도 더 재미있게 느껴진다는 결과인 것이다.

펜을 가로로 물었을 때의 뇌 반응을 조사해 보았더니 쾌락을 느끼는 도파민이라는 신경전달물질의 회로가 실제로 더 활성화되었다. 입의 양 끝을 올리는 것만으로도 즐거워진다는 사실이 뇌 회로 차원에서도 증명이 된 셈이다. 요즘 대학생들이 면접을 보러 가기 전에 거울을 보며 "개구리 뒷다리" 하면서 활짝 웃는 연습을 한다는데, 과학적 근거가 있었던 것이다.

또 다른 실험은 큰 종이에 '책상'이라든가 '컵'이라든가 '책'과 같은 단어를 많이 써 놓고 단어를 찾는 것이었다. 단어 중에는 '행복'이나 '기쁨'처럼 긍정적인 단어도 있는데, 단어 수가 많다 보니 이들 단어를 찾는 데 시간이 걸린다. 그런데 펜을 가로로 물고 찾은 그룹이 평균보다 짧은 시간에 찾아낼 수 있었다. 보는 것 자체가 더 재미있고 즐겁게 느껴져서 찾아내는 능력이 향상되었기 때문이다. 우리 신체의 조절과 연결이 정말로 흥미롭지 않은가?

다음은 미국의 시인 엘라 휠러 윌콕스(Ella Wheeler Wilcox)의 시 「고독」의 일부이다.

> 웃어라, 세상이 너와 함께 웃을 것이다,
> 울어라, 너 혼자만 울게 되리라,
> 낡고 슬픈 이 땅에서
> 환희는 빌려야만 하지만,
> 고통은 그 자체만으로도 가득하니까.[2]

첫 2연은 시인의 묘비에도 새겨져 있고("Laugh, and the world laughs with you ; Weep, and you weep alone") 박찬욱 감독의 2003년 영화 〈올드보이〉의 명대사로도 알려져 있다.

힘겹게 살아가는 세상, 당신은 남의 짐을 져 주는 사람인가, 아니면 자신의 짐을 남에게 지우는 사람인가? 극히 소수만이 남의 짐을

---

2 류시화, 『시로 납치하다 (인생학교에서 시 읽기 1)』, 더숲, 2018. 재인용.

덜어 주는 척박한 사회이지만 웃음은 하품처럼 전염된다.

삶은 가까이서 보면 비극이지만 멀리서 보면 희극이라는 명언을 남기고 이를 온몸으로 보여 준 웃음의 대가 찰리 채플린. 그의 무언극을 보고 있으면 순간순간은 속 터지고 웃고 넘기기 힘들지만 조금만 기다리고 멀리 보면 웃음이 터져 나온다. 희극이든 비극이든 감동하면 뇌 속에 긍정 정서가 용솟음치고 뇌 피로가 풀리니 일석이조다. 그는 웃음으로 삶을 통찰하고 고통으로 가득한 세상을 살아가는 지혜를 일깨워 준다.[3]

늘 웃음을 잃지 않고 얼굴 표정을 밝게 하면 남에게도 유쾌한 인상을 주어 관계 형성에도 유익하다. 마치 구두를 처음 신을 때는 불편하더라도 계속 신고 다니면 가죽이 늘어나 발에 맞게 길이 드는 것처럼, 웃음도 자주 웃으면 어색하지 않고 자연스럽게 된다.

언어나 용모 또한 DNA가 아니라 오히려 마음에 크게 의존한다. 생각을 바꾸고 마음의 창을 활짝 열어라. 웃음이 탈출구가 되어 줄 것이다. 자신에게뿐만 아니라 남에게 웃음을 주는 일은 인간의 특권이다.

---

3 Charlie Chaplin & Ford Sterling/Henry Lehrman, Charlie Chaplin in Between Showers(1914), https://youtu.be/rPNNXZaFF2AZaFF2AF2A

2장

건강의 관문: 신경전달물질로
풀어 보는 스트레스

스트레스의 정체

우리 삶의 곳곳에는 스트레스가 도사리고 있다. '스트레스의 아버지'로 명성을 떨친 헝가리의 내분비학자 한스 셀리에(Hans Selye)는 신체가 외부로부터 어떤 요구를 받았을 때 보이는 모든 반응을 스트레스라고 정의했다.[1]

내가 교수로, 또 학자로 살아오면서 받은 스트레스는 대부분 논문 쓰고, 특허 내고 하는 연구업무와 관련된 것이었다. 내 딴에는 학술적 성과가 높은 것으로 보고 심혈을 기울여 논문을 작성해 투고했는데 게재 거절 통보가 오면 실망하게 되었고, 이런 일이 반복되면 스트레스

---

1 켈리 맥고니걸, 신예경 옮김, 앞의 책, 130쪽.

가 쌓였다. 특허를 내면서 기술 보호를 받기 위해서는 빈틈없이 청구 사항을 챙겨야 하는데 이럴 때도 마찬가지였고, 연구비를 신청하고 지원받는 데에도 늘 긴장이 따랐다. 물론 직접적인 원인은 잠을 제대로 못 자는 데서 오는 스트레스가 대부분이었지만.

그런데 아이러니하게도 이런 스트레스를 셀리에 박사가 먼저 받지 않았나 싶다. 그의 사후 30여 년이 지나 2011년에 미국 공중보건학회지에 논문 한 편이 실렸다.[2] 이 논문의 요지는 셀리에가 담배회사로부터 연구비를 지원받았다는 사실을 숨기고 당시 흡연이 폐암의 원인이라는 여론을 잠재우기 위해 스트레스를 이용했다는 것이다. 진실을 알 수는 없으나 그는 생전에 흡연이 그토록 위험한 줄 몰랐기 때문에 별 고민 없이 연구비 받았던 것을 후회했을지도 모르겠다. 결과적으로 셀리에 박사는 스트레스의 아버지답게 연구자들에게 스트레스 하나를 더 얹어 놓았다. 이제 연구자는 죽어서도 마음을 놓을 수 없게 되었으니 말이다.

스트레스는 독인가, 약인가?

인간은 심리적으로나 신체적으로 감당하기 어려운 상황에 처하면 불안과 위협을 느낀다. 이러한 감정은 행복감을 줄이고 건강을 해치

───── 2 Petticrew MP, Lee K, "The 'father of stress' meets 'big tobacco': Hans Selye and the tobacco industry". Am. J. Public Health, 101(3), 411-418, 2011.

는 질병으로 연결될 수 있다. 의미 있는 삶을 추구하다 보면 스트레스가 쌓일 수밖에 없다. 교통체증 같은 일상의 골칫거리부터 대인관계에서 자신의 뜻대로 되지 않아 느끼는 분노, 불안, 업무에 지쳐 에너지가 고갈되는 심리적 소진까지, 스트레스는 이루 다 열거할 수도 없다.

흔히 스트레스를 만병의 근원이라고 한다. 그런데 그 말처럼 스트레스가 나쁘기만 한 것일까? 아니다. 소금이 해롭다고 모두 없애면 음식 맛을 낼 수 없듯, 스트레스도 소금과 같다. 스트레스가 과도해도 안 좋지만 너무 낮아도 업무 능률이 떨어진다. 일반적으로 에피네프린(아드레날린)이라는 호르몬은 우리 몸의 흥분과 불안을 불러오지만 불안한 상황에서 이를 적절하게 수용하면 오히려 더 나은 결과를 가져올 수 있다.

역량과 동기부여에 필요한 스트레스와 압박

논문 심사에서 부적합 판정을 받아 오히려 분발하거나 마감 시간이 가까울수록 더욱 집중력을 발휘하는 것처럼, 때로는 감당할 수 있을 정도의 중압감이 최상의 결과를 얻게 한다. 스트레스의 긍정적 요소는 더 있다. 적당한 스트레스는 일시적으로 면역력을 강화한다. 그리고 뇌가 과거에 받았던 스트레스를 각인하여 미래의 스트레스에 대비하도록 돕는다. 신경세포 간의 연결을 도와 뇌 가소성 유지에 도움을 주고, 뇌를 '성형적(plastic)'으로 만들어 주는 일종의 백신 역할을 하는 것이다.

중추신경계와 말초신경계

모든 생명체는 외부의 환경 변화에 적응하면서 항상성을 이루고 살아간다. 동물항상성 유지에는 신경계의 내분비 호르몬 역할이 중요하다. 신경계는 뇌뿐 아니라 온몸에 두루 퍼져 있다. 뇌와 척수로 구성된 중추신경계는 서로 연결된 전기신호 네트워크이며 정보를 생성하고 저장한다. 또한 나뭇가지 모양으로 분포된 말초신경계와 연결되어 몸 전체에 전기신호를 주고받는다. 항상성을 해치는 스트레스 반응은 중추신경계를 중심으로 일부 말초기관이 관여한다. 신체 각 기관에 명령을 전달하는 호르몬은 내분비 계통의 연결선을 따라 흐르는데 이런 연결선이 서로 교차하는 중심에 뇌 속 시상하부와 뇌와 피가 만나는 뇌하수체가 있다. 스트레스는 시상하부-뇌하수체-호르몬을 생산하는 부신이 연결된, 흔히 HPA 축으로 부르는 축선이 관여한다. 마치 전국을 연결하는 철도망 중 서울-대전을 거쳐 부산과 목포로 연결하는 선을 경부선, 호남선 등으로 일컫는 것과 비슷하다. 예컨대 공포 반응이 늘어나면 시상하부 활동이 활발하고 호르몬을 만드는 부신에서 코르티솔 생산이 증가한다.

이런 신경계를 연구하는 생물학의 한 분야를 뇌과학으로 한정하는 것은 문제가 있다. 반응의 사령탑인 시상하부는 뇌 속 변연계 중심부에 있지만 몸속 모든 영양소 공급은 전적으로 장에서 이루어지고, 만성피로가 쌓이는 주 통로는 식생활과 직간접적으로 관계되기 때문이다. 그래서 스트레스는 뇌와 장이 펼치는 합작품이다.[3]

교감신경과 부교감신경 그리고 항상성

숨을 쉬는 것도, 심장이 뛰는 것도 우리 의지와 상관없이 스스로 이뤄진다. 심장, 장 및 위장과 같은 체내기관(내장)은 말초신경계의 일부인 무의식적 자율신경계가 조절한다. 또 우리 몸은 자연의 리듬을 탄다. 더우면 땀을 내어 열을 식히고, 추우면 떨어서 열을 올린다. 컨트롤 타워인 자율신경이 있어서 가능한 일이다. 이런 자율신경계가 외부 환경변화에 적절히 대응하며 우리 몸은 동적 균형을 유지한다.

자율신경계는 교감신경과 부교감신경으로 이뤄져 있다. 이들 신경계로 구성된 스트레스 시스템이 화학전령을 분비하여 목표기관에 영향을 주고, 행동과 신체적 변화를 가져온다. 자극-반응 관점에서 예를 들어 보자. 생사가 걸린 위기상황에 직면하면 교감신경계가 노르에피네프린과 에피네프린(아드레날린) 신경전달체를 분비하여, 흔히 싸움-도망(Fight-Flight)이라 불리는 스트레스 반응을 일으키면서 많은 에너지를 방출한다. 일종의 응급 기능이다.

노르에피네프린 호르몬은 피부 혈관을 수축시켜 근육 쪽으로 가게

----
3 톰 오브라이언, 이시은 옮김, 『당신은 뇌를 고칠 수 있다』, 브론스테인, 2019, 85쪽.

하고, 에피네프린 호르몬은 심박 수를 높인다. 이에 따라 가슴이 두 근거리거나 얼굴이 빨개지는 등 신체 변화가 지속된다. 땀이 나고 근 육이 뻣뻣해질 뿐만 아니라 스트레스에 대처하느라 마음 상태도 불 안해진다. 소화력도 당연히 약해진다. 그러다가 뇌가 스스로 '이제 안정을 취해야지' 하고 생각하면 부교감신경을 활성화시킨다. 부교 감신경계는 이런 스트레스 영향을 차단하기 위해 부단히 애쓴다. 신 체의 건강 상태를 살피고 조절하면서, 사람이 안전하다고 느끼면 싸 움-도망 반응을 꺼 버리고, 대신 성장을 촉진하고, 에너지를 보존하 고 수면을 늘린다. 그래서 이를 "이완된 근육-좋은 소화력-침착한 마음" 체계라고 부르기도 한다. 하지만 부교감신경이 항진되고 우울 하거나 무기력해지면 뇌가 '극복해야겠다'고 마음을 먹고 교감신경 을 활성화하면서 어느 정도 활력을 되찾는다. 교감신경계와 부교감 신경계는 이처럼 서로 반대로 작용한다.[4] 이렇게 한쪽이 촉진하면 다 른 쪽은 억제하여 조절해 가는 방식을 흔히 '길항작용'이라 한다.

해부학적으로 조사해 보면 부교감신경계가 교감신경계보다 훨씬 층이 두껍다. 엄지손가락과 새끼손가락만큼의 차이다. 우리 몸의 하 드웨어 체계는 부교감신경계 가동 시간이 길게 되어 있는 것이다. 그 런데도 셀리에 박사는 한술 더 떠 평소 90~95퍼센트의 시간 동안 부 교감신경이 가동되어야 한다고 주장한다.[5] 부교감신경계가 순간순

---

4 이시형, 앞의 책, chapter 3.
5 톰 오브라이언, 이시은 옮김, 앞의 책, 219쪽.

간 정교하게 작동해야 상존하는 위험에서 벗어나 편안한 삶을 영위할 수 있다는 것이다.

자율신경의 균형을 잃으면 신체에 이상이 발생한다

과거 인류가 생존을 위협받는 환경에서는 지금 우리가 겪는 스트레스 반응이 적절하게 필요했다고 볼 수 있다. 하지만 현대사회에서는 이런 반응이 오히려 과잉으로 작용해 건강에 해를 끼치기도 한다. 예컨대 배고플 때를 대비해서 에너지를 저장하는 것이 진화에는 유리했으나 현재는 비만과 대사질환을 유발하고, 스트레스 반응이 오래 지속되면 교감신경이 소진되며 각종 퇴행성 질환이 발생하기도 한다.

만성적인 스트레스가 과도한 호르몬 변화로 이어지면 여러 신체증상이 나타나거나 정신심리장애도 초래하게 된다. 예컨대 흥분해서 교감신경이 지나치게 활성화하면 혈압이 높아지고 심장박동이 빨라지면서 심장근육의 혈액 요구량이 높아지는데, 이때 혈관이 좁아서 이에 상응하는 혈액이 공급되지 않으면 심근경색이 발생할 수 있다. 누워 있다가 일어설 때 교감신경이 제대로 활성화하지 않으면 혈압이 일시적으로 급격히 낮아져 기립성 저혈압으로 실신하기도 한다. 마찬가지로 정작 호르몬이 필요할 때 적절히 사용되지 못하면 예민해지고, 불안과 긴장감을 느끼며, 정신이 혼란스러워진다. 잠을 이루기 어려워지는 것은 물론이다. 자율신경이 몸속에서 제대로 작동하는 것은 그만큼 중요한 일이다.

이렇듯 교감신경계와 부교감신경계는 상호보완 관계다. 낮에 교감신경이 활성화하면 긴장상태를 가져오고, 투쟁 호르몬을 달래 주는 부교감신경은 감소한다(대략 7:3 비율). 밤에는 역전되어 부교감신경이 작동하고 교감신경은 비활성화되는 식이다(3:7 비율). 두 신경의 작용이 시소에 비유되는 이유다.

시소는 끊임없이 오르내리며 균형을 찾아 항상성을 선사하는 도구다. 화학반응이 '동적 평형'이라 부르는 원리를 통해 변화의 방향을 찾듯, 우리 몸도 그와 비슷하게 시소처럼 변화하면서 항상성을 유지한다. 하지만 스트레스가 직접적인 원인을 제공하는 자극인지, 단지 신체가 대응한 결과로 나타나는 하나의 반응인지는 여전히 인과관계가 명확하지 않다.

워라밸 시소와 스트레스

'워크-라이프 밸런스(work-life balance)', 즉 일과 삶의 균형을 추구하는 '워라밸'도 자율신경계와 영향을 주고받는다. 이 말은 1970년대 후반 영국에서 개인 업무와 사생활 간의 조화를 묘사하는 단어로 처음 등장했다.

다시 한번 놀이터에서 시소를 타는 모습을 떠올려 보자. 오르락내리락 반복하다가 어느 순간 한쪽으로 기울면, 아무리 높은 쪽에서 발버둥 쳐도 누군가 와서 도와주기 전에는 그 리듬을 되살리기 어렵다.

그 진폭, 또는 높낮이의 폭은 시소의 중심, 내가 '참자아'라고 부르는 온전한 나로부터 멀어질수록 커진다.

육체노동자는 피로가 신체에 쌓이지만 지적 노동자는 대뇌 피질에 쌓인다. 싫은데 억지로 무리해서 일을 하면 피로해진 뇌는 경고를 보낸다. 머리를 써야 하는 사람의 피할 수 없는 스트레스다. 생각하는 뇌와 동물적 뇌 그리고 디지털 뇌와 아날로그 감성 뇌 사이 상하좌우가 균형을 이루려면 뇌의 여러 부분을 연결하고 자극하여 스트레스를 해소해야 한다. 그러기 위해서는 생활방식의 변화가 필요하다.

생활 변화와 스트레스 지수

1967년 미국의 심리학자 토머스 홈스(Thomas Holmes)와 리처드 라헤(Richard Rahe)는 수천 명의 환자들에게 일상에서 겪은 경험에 대해 질문하여 '스트레스 지수'를 만들어 냈다. 일상생활에서 특정 사건에 생활변화단위를 부여해 이 단위가 더 많을수록 스트레스 지수가 높게 표현되도록 한 것이다. 생활변화단위는 스트레스 목록 중에서 지난해 자신에게 일어났던 사건이 몇 가지인지에 따라 전체 점수가 측정된다. 스트레스 목록 중 1위는 배우자의 사망이며 점수는 100점이다. 이혼이 73점, 본인의 부상은 53점, 감옥에 수감된 경우 63점 등이다.

심각한 스트레스에는 싸움-도망 반응이 최대치로 고조되는데, 이때 코르티솔과 에피네프린이 분비되어 기억체계를 급격히 높이고 섬

광기억을 만든다. 다시는 그런 사건을 만나고 싶지 않기에 변연계를 동원하여 정서적 기억을 강화하는 것이다. 물론 스트레스 해소에는 역효과다. 기억이 생생하여 계속 다시 경험하게 되기 때문이다.

스트레스 호르몬이라 불리는 코르티솔과 옥시토신 그리고 엔도르핀

자율신경계의 불균형으로 생기는 질병의 발병기전에 관여한 중요한 내분비 호르몬이 있다. 바로 스트레스 호르몬이라 불리는 코르티솔과 옥시토신이다. 우리가 낯선 환경에 처하거나 욕구불만과 좌절을 느낄 때, 그리고 불확실성이 커서 초조해질 때 콩팥 위에 붙어 있는 부신이라는 기관의 피질에서 코르티솔이 분비된다. 몸과 마음의 에너지 활용능력을 향상시켜 스트레스로 인해 상한 몸과 마음을 회복시키는 좋은 호르몬이다.

코르티솔은 에너지를 공급하기 위해 간이 당 흡수를 촉진하여 글리코겐으로 저장시키고 면역성을 높여 방어력을 키워 준다. 패배를 인정하고 장기간의 적응을 대비하는 것이다. 또 강력한 항염제 역할도 한다. 하지만 너무 많이 분비되면 만성 피로나 불면증 등 역효과가 발생한다.[6] 이처럼 스트레스와 그 대처 간의 화학평형은 항상 위협받는 상태에 있다.

옥시토신은 싸움-도망 반응을 우호-친교 반응으로 전환시켜 준

---

6 켈리 맥고니걸, 신예경 옮김, 앞의 책, 55쪽.

다.[7] 신뢰감, 사랑, 유대감을 증진하고 불안을 떨어뜨려 기쁨을 느끼게 한다. 아이가 스트레스를 받고 나서 어머니 목소리를 듣거나 품에 안기면 금세 안정을 찾는 것도 뇌에서 옥시토신이 분비된 덕분이다.

에피네프린이나 옥시토신이 단거리 선수라면, 비난 등을 받을 때 분비되는 코르티솔은 장거리 선수다. 코르티솔은 작용 시간이 몇 시간에서 며칠까지도 지속되는데, 비난에 대한 기억이 오래 남는 이유는 이 때문이다. 따라서 비난에 예민한 것이 유독 나만은 아니며, 이는 뇌 화학반응의 차이 때문이므로 자책할 필요가 없다. 대신 의식적으로라도 좋은 일만 생각해야 할 이유는 될 것이다. 같은 논리로 남을 잘 대접하려 하기보다 상처를 주지 않는 것이 더 현명하다.

천연 모르핀이라 부르는 베타 엔도르핀도 있다. 이 호르몬은 뇌하수체와 부신수질에서 분비되어 혈액 속으로 유입되고, 뇌 속에서도 분비되어 신경전달체 역할을 한다. 뇌 속에서 엔도르핀이 분비되면 고통을 억제해 더 큰 위협으로부터 도망쳐 나올 수 있게 해 준다. 다리가 아파 절룩거리다가도 뒤에서 무서운 개가 쫓아오면 아픈 줄도 모르고 도망치게 되는 것과 같다. 고통을 또 다른 고통으로 제어하면서 일상생활에서 많이 느끼는 크고 작은 두려움에서 벗어나는 데 도움을 주는 호르몬이다.

이처럼 쾌락과 고통은 늘 연결되어 있어서 시련을 극복할 수 있는 토대가 된다. 두려움을 관리할 수 있는 이런 능력이 지나치면 러너스

---

7 켈리 맥고니걸, 신예경 옮김, 앞의 책, 159쪽.

2부 · 건강의 터 가꾸기

하이(Runner's High)와 같은 상태를 맛보고자 운동중독에 빠지기도 한다. 따라서 운동이 행동중독으로 넘어가지 않도록 유의해야 한다.

스트레스 민감도

사람은 각자 고유한 성향을 가지고 태어난다. 전홍진 삼성서울병원 정신건강의학과 교수는 우리나라 사람들이 '매우 예민한 특성'을 가지고 있다고 말한다. 연구 결과 우리나라 사람들은 우울증이 올 때 대부분 희로애락의 감정 상태를 얼굴에 잘 나타내지 않았고, 자신의 기분에 대한 인식도가 다른 나라 사람보다 더 낮았다. 대신 신체 감각에는 더 예민하고, 건강 걱정도 많이 한다. 또한 우리나라 사람은 가족관계에 영향도 많이 받고, 타인의 평가에 민감하며 남과 자신을 비교하는 등 서양인과 다른 양상을 보였다.

그러면 예민한 사람의 뇌는 보통 사람의 뇌와 뭐가 다를까? 확실히 밝혀진 사실은 반복과정을 통해 만들어진 '매우 예민한 뇌'가 '매우 예민한 사람'을 만든다는 것이다. 예민성이 우울증이라는 병적인 상태로 선을 넘어서는 경우 더욱 그렇다. 그런데 MRI상 소견은 큰 차이가 없었다. 뇌 모양은 정상이란 뜻이다. 반면에 뇌 신경망 연결을 알 수 있는 확산텐서영상(DTI)에는 차이가 있었다. 증상이 심해짐에 따라 신경망의 연결성이 떨어진 것이다.

전홍진 교수는 그 원인 중 하나로 '공포의 일반화(fear generalization)'를 중요시했다. 어려서부터 위협 반응(threat response)으로 인해 교감신경계 부신피질 호르몬 증가가 만성화되어 있으면 전두엽과 변연계 발달에 영향을 받아, 뇌 신경망 형성이 방해받게 된다. 이로 인해 '위협 반응'이 더 쉽게 일어날 수 있다는 것이다. 어린 시절의 경험이나 부모와의 관계가 예민성에 차이를 가져올 수 있는 하나의 요인인 셈이다.[8] 결국 예민성의 중심에도 도파민, 노르에피네프린, 세로토닌 같은 신경전달물질이 깊이 작용하고 있음을 알 수 있다.

성격 형성에 중요한 아세틸콜린과 도파민

스트레스를 반복해서 겪는다면 자신의 성격 유형을 파악해 볼 필요가 있다. 지나치게 민감하지는 않은가? 내면 생활을 즐기는가, 아니면 남과 어울리기를 좋아하는가? 성격은 생각이나 느낌, 그리고 행동을 품는 그릇이자 자아다. 그래서 손금이 똑같은 사람이 없듯, 성격도 각양각색이다. 우리 유전자가 4가지의 염기서열로 결정되는 것처럼, 성격도 모든 사람이 가지고 있는 공통 특성의 조합으로 생각해 볼 수 있다.

성격을 구성하는 핵심요소는 '개방성', '성실성', '외향성', '친화성', '신경성' 등 다섯 가지이다. 이런 성격요소를 통해 외향성과 내향성을 구분하고 이를 뇌 구조적 특성으로 연결한다. 생물학적 근거가 있다는 뜻이다. 뇌가 변하기 때문에 구조가 원인이라기보다는 성

---

8 전홍진, 앞의 책, 19~22쪽, 77쪽, 43~48쪽.

2부 · 건강의 터 가꾸기

격의 결과일 가능성이 높지만 말이다.

심리학자 한스 아이젱크(Hans J. Eysenck)에 따르면 내향적인 사람은 외향적인 사람에 비해서 피질에서의 자극과 활동 정도가 기본적으로 더 높다.[9] 피질 각성은 마음이 자극을 받아 동요하는 정도를 가리킨다. 그래서 내향적인 사람은 자극을 크게 원하지 않지만, 외향적인 사람은 더 자주 흥분하고 싶어 한다. 이러한 성향을 중심으로 성격이 발달한다.

2012년 하버드 대학의 랜디 버크너(Randy Buckner)는 외향적인 사람과 내향적인 사람의 뇌 구조 차이를 밝히는 연구를 시작했다.[10] 그 결과 내향적으로 분류된 사람은 전전두엽 특정 부분의 회백질이 더 두꺼운 반면, 외향적인 참여자는 얇다는 사실을 발견했다. 전전두엽이란 추상적인 사고, 계획, 의사결정, 주의 집중, 관심 범위 결정 같은 기능을 담당하는 뇌의 한 부분이다. 뇌 회백질이 두껍다는 것은 뇌신경회로 밀도가 높아 지능 및 인지 능력이 뛰어난 것과 연관이 있다. 외향적인 사람은 내향적인 사람보다 분석하고 결정하는 데 신경을 덜 쓰기 때문에 순간을 즐기며 살기가 수월하다는 의미도 된다. 당연히 스트레스를 덜 받는다.

다른 차이도 밝혀졌다. 1999년 데브라 존슨(Debra Johnson)과 존 S. 위베(John S. Wiebe) 박사 연구팀은 내향적 성향과 외향적 성향을 가

───── 9 피터 홀린스, 『혼자 있고 싶은데 외로운 건 싫어』, 포레스트북스, 2018, 84쪽.
10 위의 책, 72쪽.

진 두 실험집단의 뇌 혈류량을 PET 스캔으로 살펴봤다.[11] 그 결과 내향적인 사람은 사건을 기억하고 계획을 세우는 등의 문제해결능력을 담당하는 전두엽과 전방시상에서 다른 곳보다 더 많은 혈류량을 보였다. 이 말은 곧 뇌가 안으로 작동하도록 설계되어 있기에, 다른 사람과 소통하는 것보다 혼자서 생각하는 것을 선호한다는 의미다. 반면 외향적인 사람은 감각 데이터를 해석하는 부분인 전방대상회, 측두엽, 후시상에서 혈류량이 많았고 행동습성을 담당하는 뇌 영역의 혈류량이 적었다. 이는 주위 환경과 인물의 활동을 염두에 두고 스스로를 제약하거나 차단하지 않는다는 뜻이다. 외향적인 사람의 뇌는 각성기준치를 높이는 활동에 영향을 받도록 설계되어 있기에, 사교성이 좋고 누구와도 쉽게 이야기를 할 수 있는 것이다. 뇌 화학작용의 차이가 가져온 결과다.

이제 막 잠에서 깼다고 상상해 보자. 잠에서 깨어나 차 한 잔을 마시고 나니 편안해지고 만족감이 높아졌다. 아세틸콜린이라는 신경전달물질이 작용했기 때문이다. 아세틸콜린은 에피네프린과 정반대다. 아세틸콜린은 중추신경계에서 즐거움과 보상을 결합하는 역할을 하지만, 도파민이 보내는 보상 신호와는 유형이 다르다. 아세틸콜린은 자신을 들여다볼 때 기분을 좋게 하고, 전체가 아니라 소수의 사람과 일부 문제에 집중할 수 있게 해 준다. 좋아하는 커피숍에서 좋아하는 음악을 듣고 있을 때 즐거운 기분이 든다면 이것은 도파민이 아니라

─── **11** 피터 홀린스, 앞의 책, 89~90쪽.

아세틸콜린이 분비되어 생긴 결과다.

내향적인 사람의 뇌는 아세틸콜린을 분비하면서 혈류량이 증가하는 반면, 외향적인 사람의 뇌는 도파민을 통해 혈류량이 높아진다. 인과관계를 떠나 분명한 것은 외향적인 사람이 내향적인 사람과 같은 효과를 누리려 할 때 더 많은 양의 도파민이 필요하다는 점이다.

이처럼 높은 수준의 도파민에 휩싸인 뇌는 같은 자극이 주어졌을 때 상대적으로 더 적은 도파민을 분비하고 민감도가 떨어진다. 마약 중독자가 동일한 수준의 쾌락을 느끼기 위해 더 많은 약물을 요구하거나, SNS나 온라인 게임에 빠진 사람이 더 많은 시간을 허비하는 것과 같은 이치다. 끊임없이 도파민 포화 상태에 빠지게 되면, 우리 뇌는 거기에 점점 적응할 수밖에 없다.

또한 도파민 경로는 아세틸콜린 경로보다 더 짧다. 이는 도파민과 아세틸콜린을 분비했을 때 외향적인 사람이 더 빨리 더 큰 만족을 얻는다는 것을 의미한다. 이렇게 빨리 강력한 행복을 충전할 수 있는데 다른 것을 찾으려 하겠는가? 대신 도파민 활동이 감소하면 우울감이 나타난다. 그래서 외향적인 사람은 도파민을 얻을 수 있는 행동에 관여하고, 우리는 그것을 전형적인 외향적 행동으로 인식한다.

내향성과 외향성은 좋고 나쁨의 문제가 아니다. 내 속에서 에너지를 얻느냐 아니면 외부에서 에너지를 얻어 가느냐의 차이와 성향에 따른 배터리 소모 정도가 다를 뿐이다. 이 점이 각각 다른 행동양식의 토대가 된다.

최근 미국 실리콘밸리에서 유행한 '도파민 단식(Dopamine Fasting)'

도 주목할 만하다.[12] 이는 도파민을 강력하게 분비하는 요인들을 피하면 우리 뇌가 다시 '리셋(reset)'돼 도파민 의존성이 사라지게 된다는 주장이다.

물론 여기서 리셋은 컴퓨터 키보드를 누르는 것과는 본질적으로 다르다. 마치 잔디밭에 지름길이 만들어지듯, 잘못 배선된 화학연결 길은 고치기가 훨씬 더 어렵다. 충분히 긴 기간을 정해 SNS나 게임은 물론 영화, 맛있는 음식, 쇼핑 등을 하지 않는 등 삶의 쾌락적 요소를 피해야 한다. 생산성을 높일 수 있는 모든 것들을 끄고 상당한 기간에 걸쳐 재정비하는 게 도파민 단식의 목적이다. 즉 자극적 요소를 배제하고 산책, 명상 등의 단순한 것에서 더 많은 즐거움을 얻으려는 방식이다. 그렇게 해도 효과를 속단하기는 이르다. 도파민 분비와 관련하여 보상회로가 작동하면 위험한 일을 하거나 중독 현상으로 빠지게 되고, 반면에 통제회로가 작동하면 목표를 위해 혹독한 운동이나 다이어트도 이겨 낼 수 있다. 그런데 보상회로를 끊기 위해 통제회로까지 차단하면 문제가 된다. 스트레스는 중독의 시작보다는 재발에 더 중요한 역할을 하며 이 또한 도파민 수용체가 관여한다니, 결국 핵심은 균형감각이 아닐까.

---

12 이성규 객원기자, 「실리콘밸리의 '도파민 단식' 열풍」, 『The Science Times』, 2019. 11. 18. https://www.sciencetimes.co.kr.

타고난 외향성과 내향성의 기질이 뇌의 화학작용과 구조 차이에서 비롯된다는 사실을 알아보았다. 하지만 모든 인간을 외향성과 내향성이라는 두 그룹으로 나누는 것 자체가 비약적인 결론을 가져올 수 있다. 본디 인간은 긍정적 정보보다는 부정적 정보에 더 민감하게 반응한다. 변화무쌍한 생존 환경에서 무방비 상태로 지내는 것보다 관련 정보를 빠르게 감지하고 대처해서 살아남아야 하기 때문이다. 자신만의 고유한 행동양식을 잘 이해하고 외부 환경변화에 대처하면 행복하고 만족스러운 삶을 누릴 수 있을 것이다.

위에서 살펴본 성격에 관한 특징을 기준으로 분석해 보면 나는 외향적이기보다는 내향적 성격에 더 가깝다. 그렇다고 사람 만나는 것을 부담스러워하거나 남을 의식하여 행동의 제약을 받지는 않는다. 남들보다 더 환경변화에 예민하거나 신경을 더 많이 쓰는 사람도 아니다. 다만 무슨 일이든 실행에 옮기기 전 면밀하게 계획을 세우고 완벽하게 일을 처리해야 직성이 풀린다. 그래서 머릿속은 미래의 일로 늘 복잡하다.

나는 이런 스트레스를 잘 눈치 채지 못했지만 지금은 뇌 속 피로도 또는 스트레스 지수를 떠올리고 의식적으로 이를 해소하려고 노력한다. 계획에 갇혀 무미건조하지 않도록 즉흥적인 일 처리도 마다하지 않는다. 그리고 '최고의 밥상'을 차리겠다고 무리하지 않는다. 하던 연구나 생각의 끝장을 보려 하지 않는다. 한 가지 일을 마치면 다음

것을 해결하려 하지 않고, 번갈아 하려고 노력한다. 그래서 일의 노예가 되지 않고, 자유롭고 가볍게 삶의 기쁨을 느끼려고 한다.

끝으로 스트레스를 잘 느끼는 사람은 이미 스트레스를 받고 있는 사람이다. 가장 좋은 혈중 코르티솔 천연 제거제의 하나는 운동이고, 다른 하나는 신체 접촉이다. 모든 종류의 운동은 혈액순환을 원활히 하고 신선한 산소가 세포에 잘 전달되게 도와서 대사로 발생한 노폐물을 빠르게 제거한다. 운동은 전신이 건강해지는 효과를 볼 수 있는 만병통치약이다. 모든 종류의 신체적 접촉도 어른과 아이 모두에게 특효약이다. 신체 접촉은 심박수를 떨어뜨리고 마음을 편안하게 만드는 옥시토신 분비를 촉진해 기분을 좋게 해 주는 만능 솔루션이다.

그런데 세상은 거꾸로 가고 있다. 코로나 팬데믹으로 사람들과의 밀접 접촉은 금지되었고, 스마트폰의 보급으로 많은 이들이 SNS에 매몰되어 접촉이 없다. 젠더 감수성이 중요해지고 있는 만큼, 양성 간에, 혹은 의사와 환자 간에도 신체 접촉은 조심해야 한다. 사회적 동물인 인간이 설 자리는 어디란 말인가. 세상에서 처음으로 느끼고, 죽는 마지막 순간까지 남는 감각은 촉각이다. 스트레스 관리의 첫걸음은 두뇌가 새롭게 형성되도록 타인과의 관계를 유지하고 현대 문명으로 빼앗긴 오감을 찾는 일이다.

⬛

생활습관과
스트레스 관리

원인을 모르는 대부분의 질병은 스트레스 때문이라고 한다. 이 사실은 무엇을 의미하는가? 생활습관 개선이 필요하다는 메시지다. 온몸의 자세를 바로 하고, 식습관을 개선하고, 적절한 운동을 하고, 숙면을 취하면 자율신경 기능이 개선돼 신체가 안정적으로 유지될 수 있다. 하지만 과도한 긴장이나 의지가 오래 지속되면 교감신경과 부교감신경의 시소가 기울기 시작하며 부조화가 발생한다.

이시형 박사는 교감·부교감 신경의 균형이 60:40 정도여야 하는데 80:20이 되면 뇌 속 시상하부에 엄청난 부담이 온다고 말한다.[1] 인체의 건강은 이런 자율신경계에 의한 항상성 균형이 무너질 때 위협받는다.

---
1 이시형, 앞의 책, chapter 3.

자율신경은 내외 환경의 변화에도 영향을 받는다. 날씨가 갑자기 추워지거나, 여행 가서 잠자리가 바뀌면 교감신경이 활성화한다. 반대로 추운 날씨에 따뜻한 실내에 들어가거나 한적한 숲길을 걸으면 부교감신경이 활성화한다. 그런데 이런 자율신경 반응은 금세 사라진다. 감정중추인 뇌의 변연계와 신경중추인 뇌 뒷부분, 또는 척수 위쪽 끝에 있는 연수가 서로 영향을 끼치는 관계라서 하나가 활성화되면 다른 것이 억제되어 균형을 찾으려 하기 때문이다. 스트레스 관리에는 이런 점을 참고하여 적당한 선을 넘지 않는 생활의 지혜와 몸과 마음의 조화로운 합주가 필요하다.

스트레스 관리 ① — 분자모방과 식생활 개선

일반적으로 화학자들은 새로운 물질을 합성할 때 분자모방(Molecular Mimicry) 전략을 우선적으로 채용한다. 생명체 내의 천연물질을 모방하는 것이 대부분이다. 현재는 공학자들까지도 복잡계에 잘 적응해 가는 생물학적 논리를 끌어내, 이를 기술개발에 응용하려고 노력한다.

그런데 화학자들이 만들어 내는 이런 모방물질도 사용하는 양이 많아지면 대체로 유해성이 나타난다. 소위 제노바이오틱스(xenobiotics)라 부르는 이런 외부 이물질이 지속적으로 몸속에 들어가면, 면역계가 이상 작동을 하여 체내 비슷하게 생긴 다른 분자를 독소로 인식하고 공격하기 시작한다. 분자모방 메커니즘이 자가면역 질환의 단초가 된 것이다. 뇌기능 장애와 뇌 항체를 만들어 내는 가장 일반적인 면역 유발인자가 분자모방 기전이라니 놀랍지 않은가?[2]

우리 몸의 세포가 생기고 사멸하는 과정에 이런 화학물질 인식의 착오가 있어서는 안 된다. 호르몬처럼 생긴 화학물질이 호르몬 수용체를 교란시키는 내분비계 물질을 일례로 들어 보자. 전체 면역계의 70퍼센트가 장에 모여 있다. 체내 스트레스 관련 호르몬 합성은 장에서 흡수된 물질에서 시작된다. 비스페놀 A(BPA)는 각종 플라스틱 제품의 가소제(可塑劑)로 쓰이는 물질이다. 그런데 이런 BPA나 폴리염화비페닐(PCBs) 같은 물질이 체내로 들어와 배출되지 못하고 인체 단백질에 들러붙게 되면 호르몬 수용체의 정상적인 기능을 방해하여 남성에게는 정자 수 감소, 여성에게는 에스트로겐과 프로게스테론 관련 여러 증상이 심화된다. 그 밖에 피로감, 기억력 감퇴, 심한 감정 기복, 활력 감소 등도 모두 면역계가 균형을 상실한 신호다.

양귀비꽃에서 추출한 아편의 주성분 모르핀도 뇌 신호 체계에 끼어든 좋은 예다. 작은 분자인 모르핀은 화학구조가 엔도르핀이라는 단백질 조각과 비슷하게 생겨, 엔도르핀 수용체와 결합하여 우리 몸의 통증을 줄여 준다. 진통 효과는 엔도르핀보다 훨씬 덜하다.

효소나 수용체 같은 고분자 단백질은 분자량과 함께 유연성이 증가하여 3차원 구조의 물질을 마치 자물쇠와 열쇠처럼 인식하기 때문에 효과가 모르핀보다 800배 정도 높다. 그렇지만 쉽게 체내에서 분해되기 때문에 지속 시간은 더 짧다.

----
2 톰 오브라이언, 이시은 옮김, 앞의 책, 41~42쪽.

식품도 종종 분자모방을 유발한다. 설탕을 먹어 단맛이 뇌로 가면 스트레스 호르몬을 감소시켜 위안을 주기도 하지만 도파민 같은 의존성 호르몬의 분비로 중독성이 나타날 수 있고, 세포에 공급되는 포도당과 유사한 구조를 가져 인슐린 분비를 자극하고 지방간을 유발한다.

식이섬유 고분자는 인간의 소화효소가 없어 소화되지 않지만 장내세균을 증식시켜 장 건강을 돕는다. 반면에 밀에서 발견되는 글루텐 단백질은 소화효소가 없어 흡수되지 않고 장을 투과해 버릴 수 있다. 이런 거대 분자가 혈액으로 들어가면 면역계가 작동하여 이와 유사한 조직까지 공격해 버린다. '정크 푸드'라는 말이 그냥 나온 말이 아니다. 따라서 스트레스 관리는 물론 건강을 위해서는 정결한 음식물 섭취가 중요하다.

스트레스 관리 ② — 사고방식 효과(Mindset Effect)

스탠퍼드 대학의 캐럴 드웩(Carol Dweck) 교수는 좀처럼 바꾸기 힘든 상반된 사고방식으로 다음의 두 가지를 든다. 하나는 '고정 마음가짐(Fixed Mindset)'이고 다른 하나는 '성장 마음가짐(Growth Mindset)'이다. 말 그대로 전자는 사람의 능력이 변하지 않는다는 것이고 후자는 얼마든지 발전시킬 수 있다는 것이다. 물론 우리가 경계해야 할 것은 양극단을 취해 고정된 '딱지'를 붙여 버리는 것이다.

화제를 일으켰던 밀크셰이크 실험을 예로 들어 보자. 내용물은 같은데 라벨만 다르게 표시한 음료를 1주일 간격으로 마시게 한 후 '공복 호르몬'이라고 알려진 그렐린의 혈액 내 수치 변화를 측정한 실험이다. 배가 몹시 고픈 참가자가 지방 30퍼센트, 640킬로칼로리의 '호사스러운 음료'라는 라벨을 붙인 음료를 마셨을 때와 140킬로칼로리의 무지방 '건전한 셰이크' 라벨을 붙인 음료를 마신 뒤 그렐린의 수치를 비교한 결과, 세 배나 차이가 났다. 지방 함량이 높다고 적힌 음료를 마셨을 때는 그렐린 수치가 크게 감소해 포만감을 느꼈지만, 무지방 음료를 마신다고 생각했을 때는 그렇지 않았다. 관점이 바뀌면 신체의 적응반응이 달라진다는 것을 알려 주는 좋은 사례다.[3]

스트레스가 건강에 미치는 영향은 이처럼 사고방식이 결정한다. '80-20법칙'이라고도 부르는 파레토 법칙을 적용해 20%의 생각이 80%의 삶을 좌우한다고 해도 틀리지 않을 것이다. 스트레스가 해롭다고 생각하는 순간 스트레스 받을 일이 생겼을 때 이를 모두 부정적으로 받아들이게 되고, 그래서 건강과 행복을 위협하게 된다. 스트레스를 피하려고 하면 스트레스의 나쁜 점만 드러나 스트레스가 더 커지고, 상황을 주도하지 못하므로 스트레스는 적군으로 돌변한다. 반대로 싸움-도망으로 가지 않고 변화를 유도해 더 나은 방향으로 이끌 때는 도전-반응의 아군이 된다.

---

3 켈리 맥고니걸, 신예경 옮김, 앞의 책, 49쪽.

켈리 맥고니걸의 스트레스 대처방안 3단계

스탠퍼드 대학 켈리 맥고니걸(Kelly McGonigal) 박사는 스트레스를 받으면 분비되는 두 가지 호르몬, 코르티솔과 DHEA(Dehydroepiand-rosterone)의 상대적인 크기에 주목했다. DHEA는 두뇌가 건강하게 발달하도록 돕는 신경스테로이드다. 성장지수라 부르는 DHEA 값이 크면 스트레스를 받아도 창의력이나 생산성 같은 신체능력이 저하되지 않고 아무런 문제 없이 생활할 수 있다.

만일 우리가 '스트레스는 유익하다'라고 생각을 바꾸면 성장지수는 어느 쪽으로 변화될까? 놀랍게도 긍정적인 사고방식이 마음에 자리 잡으면서 성장지수가 커졌다. 맥고니걸 박사는 이를 '사고방식 효과(Mindset Effect)'라 부르고 이에 기초하여 3단계 스트레스 대처방안을 제안했다. 먼저 스트레스에 대해 스스로 의식하고, 다음에 스트레스는 자신이 관심을 두는 문제에 대한 반응이므로 그 이면에 있는 긍정적인 동기부여에 주목하며 그 중요성이 무엇인지 생각하고, 마지막으로 스트레스를 조절하려고 에너지를 낭비하는 대신 스트레스가 주는 에너지를 활용하는 것이다.[4]

---

4 켈리 맥고니걸, 신예경 옮김, 앞의 책, 57쪽, 105쪽.

2부 · 건강의 터 가꾸기

시계추가 왔다 갔다 하는 움직임을 멈추면 시계는 죽는다. 사람도 역동성이 생명이다. 몸을 흔들고 움직여야 한다. 이런 운동도 물론 지나치면 독이 되지만, 득이 훨씬 더 크다. 운동을 해서 심박수를 올리고 혈관이 확장하면 그만큼 휴식체계도 활성화하여 성장호르몬을 분비하고 염증을 줄이며 세포 재생을 돕는다. 부교감신경계의 대표 주자인 미주신경은 혈관을 확장시키고 심박수, 호흡, 소화관 운동에 영향을 미친다. 이 신경은 이완-휴식뿐 아니라 스트레스로 얼어붙은 우리 몸을 풀어 주고 더 짧은 시간에 평온한 상태를 유지할 수 있게 해 준다. 이는 긍정적 감정을 갖게 해 정신건강이 좋아진다는 의미이다. 웃고, 노래하고, 명상하고, 요가를 하는 행위도 몸을 움직여 미주신경을 자극하기 위한 것이다.

내가 한때 겪은 불면도 사실 스트레스가 불러온 병증의 하나였다. 지속적인 스트레스가 면역체계에 나쁜 영향을 미치고 건강을 위협한 것이다. 그러므로 건강한 생활습관을 구축하여 몸과 마음이 건강하게 되는 길을 찾아 나서야 한다. 스트레스에 대한 선입견이나 마음가짐도 우리의 건강과 행복, 성공에까지 중대한 영향을 미친다는 사실이 실험 결과로 입증되었다.

우리 몸은 스트레스에 대한 반응을 조절하는 보상체계를 가지고 있어서 대부분의 스트레스를 관리한다. 보상체계는 코르티솔 분비를 중단시키고 부교감신경계를 자극하여 다시 마음을 안정시킨다. 그리고 우리는 에너지를 보충하고 활력을 되찾는다. 평소 '스트레스'라는 말을 입에 달고 사는 사람은 스트레스가 독이 아닌 약이라고 생각을 바꿀 필요가 있다. 스트레스로 숙면을 취하기 어렵다면 잠을 잘 잤던 기억을 반복하고 이를 몸이 기억하도록 해 보자. 조금이라도 더 편안히 잠들 수 있을 것이다.

몸과 마음은 한쪽이 먼저고 다른 쪽이 나중인 관계가 아니다. 삶을 단순화하면 숨 쉬는 행위만으로도 그 자체가 삶의 전부일 수 있다. 하지만 우리의 마음은 가치 있는 삶을 추구하기에 늘 분주해지고, 이것이 문제를 불러와 몸까지 장악하기 일쑤다.

미국의 정신의학자 윌리엄 글래서(William Glasser)는 인간의 기본 욕구를 생존, 성취, 관계, 자율, 재미 등 다섯 가지로 정리한다. 심리학자 에이브러햄 매슬로(Abraham Maslow)는 결핍을 채우고 생존하려는 기본적인 신체적 욕구에서부터 안전해지려는 욕구, 친구와 가족과 애정을 갈구하는 욕구, 자아 존중과 성취의 욕구에 이르는 인간 욕구의 단계를 구분하기도 했다. 다양한 단계별 욕구를 충족해 가려면 하위욕구와 상위욕구 사이에서 쾌락과 의미를 추구하는 몸과 마음의 조화로운 관계가 선행되어야 한다. 스트레스 문제 또한 이러한 조화 속에서 다스려질 수 있다.

자신만의 터전을 다지고 가꿔야 삶이 풍요롭다. 스트레스를 다스리고 건강을 지키는 것이야말로 내 삶의 터전을 단단히 다지는 일이다. 건강을 지키기 위한 첫째 관문은 질병 예방이다. 이를 위해서는 평소 면역력이 중요하며, 면역력은 스트레스를 잘 다스려야 유지된다. 건강을 지키는 길잡이는 스트레스에서 더 나은 길을 찾고, 끊임 없이 막힌 길을 뚫는 긍정적인 마음가짐이다.

　누구나 한계에 부딪히면 도전을 멈추게 된다. 그러니 성장할 수 있 다는 믿음을 굳건히 하는 것이 먼저다. 실패를 자신의 능력 부족으로 예단하면 스트레스가 쌓이니, 열린 자세로 자신의 약점을 보완하며 노력을 지속해야 한다. 일상생활 속 불필요한 스트레스 요인을 찾아 내서 제거하고, 포기할 것은 포기하자. 그리고 매주 3회는 땀 흐를 정 도의 운동을 하고, 사고방식 효과에 귀를 기울여 고정 마음가짐은 줄 이고 성장 마음가짐을 늘려 가자. 이렇게 다져진 몸과 마음은 건강한 삶으로 우리를 인도할 것이다. 뇌의 가소성이 우리의 삶도, 세상도 변화시킬 것이다.

면로역정
(眠路歷程)

1장

나의 수면 패턴과
불면 경험

나에게 잠은 평생 떠안고 가야 할 짐 같은 것이었다. 어미 등에 매달린 젖먹이가 잠투정하듯, 고약스레 매달려 떨어질 줄 몰랐다. 대부분 사람들이 한 번쯤은 겪어 본 일이겠지만 나는 예민한 성격 때문인지 제법 긴 시간을 잠을 달래고 다스리는 데에 써야 했다.

그렇게 정성을 쏟은 덕분인지 이제는 내 경험을 바탕으로 잠을 잘 수 있는 비결을 풀어 볼 수도 있게 되었다. 나를 닮은 내 자식들이 더 이상 잠 때문에 걱정하지 않기를 바라고, 누구든지 상황이 힘들어질 때 돌아보고 힘을 얻을 수 있으면 좋겠다. 내용이 일부 중복되거나 중언부언하더라도 그만큼 절박했다는 반증으로 받아들여 주기를 당부한다.

꿀잠이 주는 다섯 가지 즐거움

　사람들이 말하는 잠에 대한 다섯 가지 즐거움, 즉 오락(五樂)은 잠을 잘 자면 정신이 맑아지니 창의력이 향상되고, 생산성이 높아지니 기분이 좋아지고 활력까지 얻는 것이다. 나는 이런 즐거움을 향유하기 위해 부단히 노력했다. 불면을 넘어 숙면으로 가는, 그야말로 '면로역정(眠路歷程)'의 서사를 써 왔다. 열매를 얻기 위해서는 수고가 필요하다는 진리를 거듭 믿으며 잠들기 힘들었던 순간순간과 그로 인한 피로에 무릎 꿇지 않으려고 애썼다. 피로를 이겨 보려 했던 것이 아니라, 잠 못 드는 일로 스스로를 괴롭히지 않으려고 했다. 나의 면로역정은 그야말로 '소리 없는 아우성'이었다.

　여정의 첫걸음은 나의 수면 패턴과 불면 경험을 정리하는 것이었다. 나는 '두벌 잠'을 잔다. 초저녁에 우선 한숨 자고 나면 기분이 상쾌하다. 남은 시간은 깨어 있어서 잠을 자는지 안 자는지 의사무사(擬似無似)하지만 부담은 적다. 만일 걱정거리나 해야 할 일들이 많아서 여러 날 1차 수면을 놓치면 불면으로 간다. 이런 날이 한 달 이상 지속될 때마다 숙면하기 위한 여러 방법을 연구했고, 비로소 그 해결방법을 찾을 수 있었다. 수면 과학에 기초한 여섯 가지 권고 사항이 그것인데, 이를 따르면 '꿀잠 오락'을 즐길 수 있을 것이다.

2017년 7월 한국갤럽이 조사한 한국인의 평균 수면시간은 6시간 24분이다. 이는 5년 만에 1시간 25분이나 줄어든 수치다. 국민건강 보험공단은 2017년 우리나라에서 수면장애로 진료받은 환자가 51만 5천여 명이라고 밝혔다. 우리나라뿐만 아니라 65세 이상 미국인 3명 중 1명은 수면에 도움을 받기 위해 약이나 보조제를 복용하고 있고, 일본은 최근 10년간 불면증 환자가 세 배 이상 급증했다. 자신에게 가장 편안한 수면 주파수를 제공한다는 '릴렉스 멜로디(Relax Melodies)' 프로그램은 전 세계에서 3천만 명 이상이 다운받아 사용하고 있다. 이렇게 잠들기 위해 애쓰는 사람들은 예나 지금이나 후한 선물을 기다리듯 잠을 기다린다. 잠은 내가 통제할 수 있는 주인이 아니기 때문이다. '꿀잠 오락'이라는 말이 예사로 들리지 않는다.

의학을 비롯한 과학도 불면 앞에서 대체로 무력하다. 우리를 잠들게 하는 수면중추가 뇌 속 어느 한 구역이 아니고 뇌 전체가 관여하는 데다. 개인차가 있고 유전적·환경적 요인도 커서 그 과정을 이해하기가 무척 어렵기 때문이다. 그럼에도 수면장애로 고생하는 사람이 점점 많아지다 보니 관련 책도 넘쳐나고, 불면을 극복하기 위한 다양한 방법들이 나오고 있다.

여기에 비전문가인 내가 무얼 더 보탤 수 있을까? 만일 한 농부가 풍년이 들게 하려면 어떡해야 합니까? 라고 질문하는데, "풍년이 들려면 비가 알맞게 오고 바람이 순조롭게 불어야 합니다."라고 대답한다면 그야말로 하나마나한 대답일 것이다. 문제는 비가 고르지 못하고 바람이 순조롭지 않기 때문에 흉년이 드는 것이 아니던가.[1]

수면은 누구도 도와줄 수 없는 자기만의 문제다. 아무리 친밀하고 심지어 침대를 같이 쓰는 사이라 하더라도 수면만은 공유할 수 없다.

불면은 어디에서 시작하는가?

잠을 못 자는 것은 일시적으로나마 삶과 일의 균형이 무너졌기 때문이다. 우리 몸과 마음은 일할 때 일하고, 쉴 때 쉬어야 한다. 몸이 과도한 긴장 상태에 있거나 마음이 엉뚱한 데로 부산하게 움직이면 잠들 수 없다. 건강한 아이가 노는 모습과 잠자는 모습을 보라. 놀 때는 온몸으로 몸과 마음이 하나 되어 놀고, 잠잘 때는 전신이 완벽하게 이완되어 휴식한다. 자고 있는 아이들의 팔이나 다리, 또는 머리를 들어올려 보면 알 수 있다.

일상적인 불면은 몸과 마음의 합작품이다. 나이 들면서 겪는 호르몬 변화와 같은 육체의 노화와 정신적인 위기가 어우러져 잠을 앗아 간다. 그럴 때는 먼저 신경을 편안하게 풀어 주어 무거운 머리를 가볍게 해야 한다. 생각을 바꾸고 마음을 바꾸면 감사할 일이 많아진다. 감사는 기쁨을 낳고, 삶의 스타일을 플러스 발상으로 바꿔 준다. 이것이 숙면으로 가는 지름길이다. 몸과 마음의 관계를 바로 알고 판

---

1 정비석, 『소설 손자병법 1~3』, 고려원, 1984.

에 박힌 분주한 삶에서 벗어나, 멈출 때 멈추고 나아갈 때 나아가는 삶의 지혜가 필요하다.

불면은 난치병이 아니다. 사람에게는 내재된 천부적인 힘이 있어서 자연적으로 치유와 회복이 이루어진다. 한때 나도 잠을 잘 못 자 고통스러웠던 때가 있었고, 이 나이에도 잠으로부터 자유롭지 못해 행동 제약이 따른다. 그렇기에 동병상련(同病相憐)의 마음으로 내가 몸소 겪은 불면 경험과 그 원인을 사례별로 정리하며 불면을 이기는 방법을 나눠 보고 싶다.

평상시 잠자는 패턴, 두벌 잠

과학자들의 오랜 연구와 관찰을 참고하면 잠은 여덟 시간 사이클을 지켜 가는 것이 바람직하다. 밤 10시에 자고 아침 6시에 일어나는 패턴 말이다. 나는 잠을 잘 잤든 못 잤든 거의 하루도 빠지지 않고 이 리듬에 따른다. 하지만 실제 숙면 시간은 날마다 변화가 있다. 어느 때부턴가 나에게는 두벌 잠, 곧 두 번의 분할 수면(segmented sleep)이 반복되고 있다. 한숨 자고 나서 깨어나 한두 시간 몸을 뒤척이다가 다시 잠이 든다. 그런데 이러한 수면 형태는 사실 오래전 인류가 따랐던 수면이었음이 연구를 통해 밝혀졌다.

그레그 제이컵스(Gregg Jacobs) 박사는 "비연속적인 수면 패턴은 거의 모든 포유류의 특징이자 우리가 인생 초반에, 그리고 말년에 경험하는 것이다."라고 했다.[2] 두벌 잠이 비정상이 아니고 자연스러운 수면 방식이라는 것이다. 또 실험에 의하면 분할 수면 사이에는 스트레스를 줄이는 프로락틴 호르몬이 다량 분비되어 하루 중 가장 편안하게 느낄 수 있는 시간이 된다는 것도 밝혀졌다.

초저녁 선잠과 입면(入眠)

평상시 나의 잠자는 습관은 거의 정해져 있다. 저녁에 잠이 몰려오면 그 즉시 자 두어야 한다. 그래야 깊은 잠으로 이어진다. 잠자리에 들고 첫 30분이 숙면을 좌우한다. 이때를 놓치면 다시 잠드는 데 고생한다. 아무 생각 없이 라디오를 틀고 잠시 듣다가 잠이 오면 끄고 세 시간 정도 깊이 잔다. 잠에서 깨면 일단 눈을 뜨는 순간 푹 잤다는 느낌이 들고 기분이 상쾌해진다. 1차 수면(숙면, dead sleep)이다.

이렇게 한숨 자고 나면 잠에 대한 고민은 더 이상 없다. 그래서 이어지는 2차 수면이 이루어지면 잘 잔 것이고, 그렇지 못해도 무난하게 잔 것으로 생각한다. 그러니 나에게는 잠의 질을 평가하는 데 골든 타임인 1차 수면이 절대적이다. 한때는 1차 수면이 끝나고 한밤중에 깨어나서 다시 잠들기 어려우면 불안이 고조되었지만, 지금은 1차 수면만으로도 활동하는 데 별 지장이 없어서 대수롭지 않게 받아들인다.

---

2 아리아나 허핑턴, 정준희 옮김, 『수면혁명』, 민음사, 2016, 149쪽.

3부 · 면로역정(眠路歷程)

1차 수면과 2차 수면 사이의 한두 시간은 나에게 특별한 의미를 갖는다. 이 시간에 영감을 얻어 고도의 정신력이 필요한 문제들을 숙고하거나 복잡한 생각이나 계획들을 정리하곤 한다. 그래서 언젠가부터는(주로 40~50대 젊었을 때는) 이 시간을 활용하기 위해 의도적으로 깨어 있으려고 한 적도 있다. 그 후 새벽까지 남은 시간 동안 조금이라도 잠을 자면 몸은 거뜬하다.

그런데 이런 토막잠에 영향을 주는 것은 역시 정신적인 스트레스다. 머릿속이 복잡하면 예외 없이 생각에 매몰되어 잠이 완전히 달아나 버린다. 하지만 잠을 더 자든 못 자든 기상 시간은 정해져 있다. 만일 엎치락뒤치락 침대에서 보내는 시간마저 없이 1차 수면 후 바로 활동을 시작하면 피로가 풀리지 않아 오래 버티지 못한다. 누워 있는 이 시간도 휴식을 위해 필요한 것이다. 게다가 지쳐서 새벽녘에 나도 모르게 잠드는 경우도 있다. 나는 못 잤다고 느끼지만 가끔 아내로부터 잘 자더라는 말을 들으면 그 말이 위로가 되고 안도한다.

아침에 잠자리에서 일어나면 나는 "잘 잤다!"라고 소리 내어 말한 후, 30분 정도 체조와 스트레칭으로 몸을 푼다. 이렇게 1~2차 수면을 거치면서 잠자리에 머문 시간은 6~8시간 정도이지만 실제로 깊이 잔 시간은 그에 훨씬 못 미치는 3~4시간이다.

사람마다 다르기는 하지만 나는 반드시 몇 시간은 자야 한다는 주장을 신뢰하지 않는다. 최근 연구 결과를 보아도 3~4시간만 자는

"단시간 수면(short sleeper)은 유전이고, 이상적인 수면시간은 유전자가 결정한다."[3]니 말이다. 그리고 이런 개인차에 에피네프린 수용체 단백질의 유전자 변이가 관측되기도 했다. 그러니 누구나 자기에게 맞는 수면 환경과 수면 시간을 지키면 되고, 여덟 시간을 채 못 잤다거나 잠이 충분하지 못하다고 염려하거나 불안해할 필요는 없다.

나의 불면 경험

나는 지금까지 살아오면서 몇 차례 독하게 불면을 경험했다. 호되게 겪어서인지 기억이 생생하다. 그밖에는 간간이 특별한 일이 있거나 해외여행 중 누구나 겪기도 하는 일과성 불면이었다.

나의 불면은 의학적인 기준에 따른 것은 아니다. 불면의 의학적 정의는 뚜렷하지 않다. 이는 수면장애를 질병의 관점에서 다루기 쉽지 않다는 방증이기도 하다. 잠을 좀 못 잤다고 병에 걸린 것은 아니잖은가? 수면에 영향을 미치는 요인은 많으며, 이것들이 다른 정신적, 신체적, 환경적 상황과 복합적으로 연계되어서 오는 문제가 불면이다. 의사들은 대부분 잠을 잘 못 잔 날이 1주일에 3일 이상, 그리고 이런 날이 3개월 이상 지속되면 불면으로 본다.

홀로 깨어 있는 밤은 누구나 두렵다. 때로는 심리적으로 초조함을

──── 3 니시노 세이지, 조해선 옮김, 『스탠퍼드식 최고의 수면법』, 북라이프, 2018, 33~37쪽.

3부 · 면로역정(眠路歷程)

느낄 때도 있을 것이다. 잠을 자야 하는데 눈을 말똥말똥 뜬 채로 보내는 시간은 고통스럽다. 나이가 들어 가면서 깨닫기 시작한 사실은 나는 주로 간절기, 그중에서도 만물이 소생하고 대지가 메마른 3~4월에 유난히 잠들기 어려웠다는 것이다. 자연환경의 지배를 받아서인지 이 시기에는 음식을 먹어도 잘 소화가 되지 않고, 힘이 빠져서 컨디션이 저조해진다. 사상체질로 보면 나는 소음인이라 모든 생명이 약동하고 새롭게 솟아나기에 시련이 따른다는 음양오행설을 떠올리기도 했지만, 지금은 그저 그러려니 한다.

2,500여 년 전 고대 그리스 철학자 소크라테스는 내면에서 방황하는 생각을 잠재울 수 있을 때 비로소 잠이 주는 쾌락과 행복감에 도달할 수 있다고 말했다. 나의 불면 원인도 비슷했다. 대부분 스스로 계획하고 있는 일에 매몰되어 이를 잘 풀어 가려는 생각들이 잠자리에서도 이어졌다. 이때는 늘 머릿속에서 어떤 생각이 집요하게 꼬리에 꼬리를 물고 돌아다닌다. 이들을 몽땅 중단시키지 않으면 잠을 잘 수 없다. 그리고 이런 날들이 며칠 지속되면 그 이후부터는 잠이 온통 나를 지배해 버린다. 그밖에 크고 작은 불안감이 엄습해 오거나 질병에 대한 염려와 근심걱정이 있어도 잠을 자지 못한다. 하지만 대개는 이런 불안은 단기간에 해소되어 오래 지속되지는 않는다.

그런데 50대 때는 달랐다. 우울감이 몰려와 사는 재미를 못 느끼고, 스스로에게 삶의 의미를 묻는 무기력한 날들이 계속되었다. 그때는 이런 날들이 평생 이어질 것으로 생각되어, 더 이상 잃을 게 남아 있지 않은 나이 듦이 오히려 축복이요 동경의 대상이었다.

이런 불면의 날들 중 나를 오랫동안 괴롭혔던 직접적인 고민거리는 두 가지 정도였다. 하나는 떠올리기도 싫은 에이즈에 대한 공포고, 다른 하나는 연구에 대한 중압감이었다.

에이즈 공포

30대 중반에 닷새 이상을 별 이유도 없이 잠을 못 잤던 일이 있었다. 정신과를 찾아가 의사한테 잠 좀 자게 해 달라고 호소했다. 의사는 원하는 대로 무조건 잘 수 있게 해 주겠다면서, 약을 먹을까 말까 고민하지 말고 그냥 일주일 동안은 잠들기 30분 전에 한 알씩 먹고 푹 자라고 하며 약을 처방해 주었다. 생애 처음 겪는 불면이었다.

그 때의 기억이 트라우마로 남아 있기는 했지만 이후에는 곧 평범한 일상으로 돌아왔다. 그런데 얼마 지나지 않아 엉뚱한 데서 불안감이 싹트기 시작했다. 에이즈(AIDS)에 대한 공포였다. 이 병은 1981년 미국 남성 동성애자 사이에서 처음 발견되었는데 성관계나 수혈 등 체액을 통해 감염된다. 당시에는 에이즈를 진단하는 기술도 떨어졌고, 잘못된 편견과 정보가 만연할 때였다. 국가가 비축한 혈액도 감염됐을지 모른다는 사실이 매스컴에 보도되면서 많은 사람들이 일종의 공황 상태에 빠졌다. 우리나라에서도 막연한 두려움이 가라앉지 않아 급기야 1987년 말 보건사회부 지정 에이즈 상담전화가 개설되고, 국가 차원에서 대책을 마련하기 시작했다. 나는 성적으로 문란한 행태와는 무관했지만, 마음속에 꺼림직했던 사건이 있었다.

하나는 이발소에서 혹여나 에이즈에 걸리지 않을까 하는 두려움이
었다. 과학원에 다니던 무렵, 오랜 해외 체류로 한국 물정에 어두우
신 이태규 박사님이 강의 도중 재미있는 말씀을 하셨다. 어느 날 이
발소에서 면도하는 아가씨가 의자를 뒤로 젖혀 선생님을 눕혀 놓고
물었단다. "파 드릴까요?" 선생님은 엉겁결에 "나는 파 안 먹는다."
라고 말했는데, 나중에 알고 보니 수염을 밀 때 깊게 파서 얼굴을 말
끔하게 해 드릴까를 묻는 질문이었단다. 그 이야기에 우리는 배꼽
을 잡고 웃었다. 하지만 웃음으로 넘기기에는 막연한 불안감이 생겼
다. 아무리 정부에서 일상적인 접촉으로는 감염되지 않는다고 했지만
1970~1980년대 이발소 중에는 안마와 마사지, 그리고 성매매 같은
퇴폐 영업을 하는 곳도 많았고, 이발소에서는 면도날에 살이 베이고
피가 나는 일이 적지 않았기에 감염에 대한 걱정은 커지기만 했다.
당시에 이 병은 '걸리면 끝이다.'라는 인식이 팽배해 있었고, 잠복기
마저 길어 누구도 이런 과장된 공포에서 자유로울 수 없었다.

1991년 겨울로 기억한다. 대우학술재단으로부터 연구비를 지원받
아 학술총서를 집필하던 때다. 자료 수집 차 아내와 두 딸을 동반하
고 유럽 대학들을 방문하였다. 스트라스부르 중앙역 앞 어느 호텔에
묵었는데, 자다가 몸이 가려워서 일어나 보니 별 세 개인 호텔인데도
벼룩과 빈대가 여기저기 기어 다니고 있었다. 연말 성수기라 오랫동
안 비워 두었던 골방을 준 듯싶었는데, 불현듯 이것들이 에이즈 균을
옮길 수도 있겠다 싶어 아내와 아이들을 흔들어 깨웠다.

이때만 해도 모기 같은 벌레가 에이즈 감염을 시킬 수 있는가 하는

것이 대단한 논쟁거리였다. '모기는 이론적으로는 에이즈를 감염시킬 수 있습니다. 그러나 다행히 그런 일은 일어나지 않습니다. 에이즈 바이러스는 황열병처럼 모기 체내에서 증식하지는 않기 때문입니다.'라는 등 확신할 수 없는 발표가 이어지니 에이즈 공포에서 자유로울 수 없었다.

유럽 방문 이후 나는 걱정으로 잠을 잘 못 자게 되었고, 사태는 악화일로였다. 두려움이 마음속 약한 고리에 껌 딱지처럼 엉겨 붙은 것이다. 괜한 오해를 받을까 싶어 검사를 따로 받지는 않았지만, 몸의 변화를 세밀하게 살피며 수년간 긴장 속에서 살아야 했다. 그러던 어느 날 몸 여기저기에 빨간 반점이 생긴 것을 보고 겁에 질려 산부인과 의사이신 장인께 보여 드렸더니, 에이즈와는 관계없는 혈종이라고 하시면서 본인도 그런 점이 많다고 보여 주셨다. 신경이 너무 예민해진 탓이었다. 이런 일이 어디 나뿐이었을까! 정확하지 않은 정보는 두려움을 먹고 자라 그 시대 많은 사람들의 밤잠을 쫓았으리라. 다행히도 몇 년 후 에이즈 검사가 건강검진 항목으로 시행되면서 공포는 완전히 사라졌다.

이 일을 통해서 내가 얻을 수 있었던 지혜는 두 가지였다. 하나는 삶의 근간이 흔들릴 때는 대수롭지 않은 일도 마음속을 그냥 지나지 않고 둥지를 틀어 크게 번진다는 것이고, 둘째는 불안 요인을 즉시 해소하여 머릿속이 가벼워져야만 편안한 잠을 이룰 수 있다는 것이었다. 지금 잠들지 못하고 있다면 먼저 과도하게 근심 걱정을 키우고 있는 것은 아닌지 살펴봐야 할 것이다.

3부 · 면로역정(眠路歷程)

　30대 후반에 찾아온 첫 불면의 원인을 생각해 본다. 대다수 사람들처럼 정체성과 가치관의 위기를 겪는 중년의 위기였을까? 교수가 되겠다는 목표를 어느 정도 이루고 나니, 매너리즘에 빠지고 무기력해졌다. 이렇게 삶의 근간이 흔들렸을 때 에이즈 공포가 덮쳤다.

　지금도 당시 심각했던 상황을 생각하면 웃어넘길 수가 없다. 사람이 죽음을 떠올리고, 죽음이 임박했다고 느끼면 무슨 생각부터 하게 되는지 그때 알게 되었다. 나에게 주어진 시간이 많지 않다고 생각하니 삶의 관점이 남은 시간에 따라 달라졌다. "버리고 갈 것만 남아 홀가분하다."라는 박경리 작가의 고백처럼 내 마음도 그랬다. 한참 젊을 때였는데도 누렸던 복을 하나씩 내려놓으며 떠날 준비를 시작했다. 매일 우선순위를 정해 삶을 정리하기 시작했다.

　가장 걱정스러운 것은 아이들의 미래였다. 그때 누군가가 우리 아이들을 잘 돌봐주길 바란다면 내가 살아있을 때 남의 아이들을 잘 돌봐야 한다는 깨우침도 얻었다. 그래서 교수로서 살아있는 동안 학생들을 잘 가르치고 이끌리라고 다짐했다. 그때 나는 교수로서 무엇을 더 할 수 있을까, 할 수도 없다는 무기력함에 빠져 있었는데, 죽음이 임박했다고 생각하니 다른 생각이 불쑥 얼굴을 들었다. 나는 사업에 실패한 사람처럼 삶의 무게를 견디지 못하고 무너진 것도 아니고, 더 이상 떨어질 나락도 없이 실낱 같은 희망을 붙들고 재기한 것도 아니었다. 단지 한계상황에 직면하니 삶의 본질을 깨닫기 시작한 것이었다.

아이들한테는 이런 심각한 얘기를 해 주지 않았기 때문에 그때도 이후에도 눈치채지 못했다. 그냥 호텔에서 '따끔'했던 것을 들먹이며 걱정하던 아빠를 놀려 댔던 추억을 꺼내서 웃을 뿐이다.

연구에서 오는 중압감

두 번째 위기는 50대였던 2004년에 찾아왔다. 1970년대 말 플라스틱이 전기를 통하게 한다는 사실이 발견된 후 전 세계적으로 많은 연구가 수행되었다. 이들 플라스틱 도전체는 온도가 섭씨 영하 100도 이하로 낮아지면 저항이 급격히 올라가 금속과는 성질이 달랐다. 그런데 내가 합성한 폴리아닐린(Polyaniline)이라는 수지는 절대온도 5도(섭씨 영하 268도)까지 저항이 증가하지 않고 순 금속성을 보여 주었다. 한동안 흥분 속에서 학술적 사실관계를 다각도로 검토하여 『네이처』지에 게재하기도 하고, 특허를 내서 기술을 보호받기도 하면서 머릿속이 복잡하게 얽혔다. 당연히 잠을 설쳤다.[4]

그러다 어느 날부터는 잠이 아예 오지 않고 자는 둥 마는 둥 하는 날들이 지속되었다. 하루 종일 머릿속에서 잠 생각이 떠나지 않다 보니, 온통 잠을 자기 위한 방법에 마음이 움직였다. 몸은 피곤하고 눈에서는 실핏줄이 터져 핏기가 가시는 데 1주일이 걸리기도 했으며, 학교에서 인사받는 것도 부담스러워 이래저래 사람 만나는 것이 두

---

4 이석현, 앞의 책.

려웠다. 할 수 없이 아주대학교병원 정신과를 찾아 3주치 약을 처방받았다. 그런데 약의 효과가 바로 나타나지 않았다. 하루라도 빨리 잠을 푹 자고 싶었지만 좀처럼 변화가 없어, 더 이상 기대하지 않고 보름 정도 먹던 약을 끊었다. 그리고 불면과의 전쟁을 선포하고 승리를 위해 백방으로 노력했다. 영국 낭만주의자 존 키츠의 시「잠」에 나오는 구절은 당시 내 기도였다.

> 어둠 속에서 두더지처럼 사방을 파헤치려고 온 힘을 끌어모으는 나의 생각과 탐구하는 의식으로부터 나를 보호하소서.[5]

여행 중 이어진 불면

대학교수는 1년에 한두 차례 학술회의 참가 차 국내외 여행을 하게 된다. 나는 집 떠나면 잠을 못 자기 때문에 행동 제약이 많았다. 은퇴 후인 2017년 여름에는 몽블랑 트레킹을 다녀왔다. 산장에서 먹고 자는 일정이었는데, 불면으로 며칠을 고생했다. 2018년에는 크게 결심하고 35일간 남미 트레킹을 다녀왔다. 은퇴한 선배들이 체력이 받쳐줄 때 장거리 여행을 하라고 조언해서, 나보다 1년 늦게 아내가 정년퇴임을 하자마자 같이 여행을 떠난 것이다.

나는 잠에 대해 나름 내공을 쌓았다고 생각하고 시차 적응을 위해

---

5 에른스트 페터 피셔, 전대호 옮김, 앞의 책, 144쪽에서 재인용.

수면제 몇 알을 준비했다. 그런데 페루와 볼리비아 고원지대를 누비는 동안 불면의 고통이 다시금 나를 옥죄어 왔다. 이때는 불면에 대처했던 과거의 경험도 전혀 도움이 되지 않았다. 걷고 걸어도 숙면에 이르지 못했고, 몸이 너무 지치니 잠이 더 오지 않고 피곤함만 가중되었다. 몸도 마음도 쉬어야 잠이 오는데, 역행한 것이다. 더구나 오랜 경험이 있는 트레킹 가이드가, 고도가 높아지면 혈류가 느려지므로 수면제 복용도 주의하라니 진퇴양난이었다. 그 며칠이 뭐가 그렇게 대수냐고 할지도 모르지만, 나는 매일 밤 잠들기 어려운 데다가 다음 날 고된 행군이 기다리고 있으니 불안감이 극에 달했다.

나의 수면 패턴은 독특하다. 두벌 잠이 일상화되어 한밤중에 깼다가 다시 잠든다. 만일 다시 잠들지 못하면 우울증의 흔한 증상일 수 있다는데, 나는 그렇지는 않다. 권장하는 수면시간인 7~8시간을 자지는 못해도 일상생활에 지장이 없다. 하지만 의사들은 잠이 뇌에 미치는 영향이 크다고 한다. 잠을 잘 자지 못하면 주의력이 떨어지고 매사 귀찮아진다. 반대로 잠을 잘 자면 학습과 기억력이 향상되고 기분이 좋아진다. 스트레스도 줄고 도파민이 생성된다. 그래서 잠을 '뇌의 청소부'라 하는 것이다.

어떻든 나는 불면이라는 괴짜 친구가 쳐 놓은 잠의 경계를 넘나들다가, 삶의 스타일을 바꾸고 수면위생을 잘 지키면서 비로소 불면의 일상과 고통에서 해방될 수 있었다.

3부 · 면로역정(眠路歷程)

2장

소설 『손자병법』을
다시 읽으며 세운 숙면 전략

생로병사와 현대인의 불면

옛 성인들은 인생에는 '4고(四苦)'라 하여 인간이라면 누구나 생로
병사(生老病死)의 네 가지 고통을 겪는다고 말했다. 그러나 현대인
에게는 안 겪어도 되는 고통이 하나 더 있다. 대낮같이 밝은 밤이 문
제다. 잠을 자고 싶은데 잠이 오지 않아 찾아오는 고통, 불면(不眠)
이다.

이 고통은 겪어 본 사람만이 안다. 잠은 나만의 문제다. 누가 대신
해 줄 수도, 함께할 수도 없다. 나의 수면 경험을 책으로 전하겠다고
의욕은 앞섰지만, 불면이라는 괴짜 친구를 물리치기 위해 기울인 내
노력을 막상 누구나 받아들이기 쉬운 글로 표현하기는 만만치 않았
다. 그래서 비책으로 떠올린 것이 다소 뜬금없이 보일지도 모르겠지

만,『손자병법』이었다.

인생의 세 가지 욕구 중 하나인 수면 욕구는 식욕이나 성욕만큼 강렬하다. 사람은 일생의 3분의 1을 잠으로 보낸다. 그러나 현대사회는 잠자기에 좋은 환경은 아니다. 하루하루 살아가는 것도 전쟁을 방불케 한다. 국가적으로나 개인적으로나 경쟁에서 이겨야만 살아남을 수 있고, 문밖을 나서면 안전과 건강을 위협하는 요소가 너무 많다. 생의 엄숙성과 심각성을 놓고 보면 패권을 놓고 군웅(群雄)이 할거하던 춘추전국시대와 다름없어 보인다.

전쟁의 성격은 끊임없이 변하고, 동일한 전쟁은 단 하나도 없기에 상대에 대한 정확한 이해가 필요하다. 잠과의 전쟁도 다르지 않다. 잠은 든든한 '절친', 곧 아군이 되다가도 불면으로 두려움이 일기 시작하면 무시무시한 적군, 곧 괴짜 친구 '괴친'이 되어 버린다. 마치 손무가 고전장(古戰場)을 답사하며 병법을 연구하듯 '수면성'을 지키는 전략적 요충지를 찾아 나서는 데『손자병법』의 지혜가 나침반이 되어 주리라 믿는다.

『손자병법』, 숙면을 위한 몸과 마음 다스리기

벌써 30여 년 전이다. 나는 서가에 오랫동안 방치되어 있던 책을 집어 들었다. 종이 색깔이 누렇게 변색되어 대낮에도 전등을 켜지 않으면 글씨가 잘 보이지 않았다. 내가 잠으로 고생하던 시절, 재미있게 읽고 전의를 가다듬던 책이 바로 이『손자병법』이었다.

『손자병법』은 지금부터 2,500여 년 전 중국 춘추전국시대에 손무라는 명장이 그의 손자인 손빈과 함께 3대에 걸쳐 저술한 병서이다. 손자는 "(병사가) 적으면 싸우지 말고 피하거나 도망하라."라고 한다. 자신의 병력이 약한데 힘든 싸움을 지속하면 반드시 질 수밖에 없다. 우리 인체도 생명의 위협을 받으면 평화를 반납하고 전시체제로 돌입한다. 자율신경계가 스트레스 호르몬을 내보내 신체를 긴장시키고 싸움, 도망 혹은 경직(Fight, Flight or Freeze) 반응 모드에 들어간다. 그런데 이런 스트레스가 가중되면 수면장애가 나타난다. 따라서 '수면성'을 지키는 전략적 요충지를 찾아 대비책을 마련해야 한다. 나는 『손자병법』의 지혜를 따라 뜨겁고 치열했던 전쟁을 치른 경험으로 그들의 병법을 빌어 나의 승리 전략 전술을 만들었다. 지난날 영혼의 어둠 속을 지나며 괴친과 씨름했던 시절을 돌아보고, 나름대로 수면 개선을 위한 대비책을 제안하게 된 배경이다.

나는 오늘까지도 불면이란 괴친에게서 벗어나 숙면이라는 절친을 만날 수 있다면 무엇이든 시도하며 노력하고 있다. 내가 처했던 잠들기 어려운 상황에서 어떻게 벗어날 수 있었는가에 초점을 맞추어 아래의 내용을 기술했다. 물론 여기에는 최근의 뇌과학 지식들도 어느 정도 언급되어 있다.

그렇지만 이 글이 잠 못 이루는 모두에게 적용될 수 있다거나 유용한 처방전은 아니다. 지금까지 내가 듣고 보고 읽고 경험한 어떤 사실도, 심지어 내가 시도했던 방법마저도 항상 같은 도움을 주지는 못했기 때문이다. 그러니 고통을 겪는 사람 자신이 각자 자기 출구를 스스로 찾아야 한다. 나는 다만 내 경험을 솔직하게 정리하고, 내가 겪은 불면의 원인과 나름의 치유과정을 소개하려 한다. 평상시 숙면을 유도하거나 단기수면장애를 극복하는 데 도움이 되는 생활의 지혜 정도는 되지 않을까 한다. 그저 잠에 대해 긍정적인 사고를 키우고, 건강하게 오늘을 살아가는 데 촉매가 되기를 바란다.

적과 싸우지 아니하고 이기는 것이 최고의 전략

> 『손자병법』에서 백전불퇴는 차선책일 뿐이다. 잠을 잘 자기 위한 전략도 선지선(善之善)은 잠과 싸우지 않고 평화를 얻는 것이다(不戰而屈人之兵, 善之善者也).[1]

전쟁의 신은 적을 변화시켜서 승리 조건을 갖춘다. 잠 또한 사전에 쾌면을 유도할 수 있는 환경이나 행동들을 조성하고 철저하게 지켜나감으로써 불면과 싸우지 않고 그 싹을 자르는 전략이 최상책이다. 불면 극복은 말이 극복이지, 애써 이겨내겠다는 마음가짐이 아니다. 그 반대다.

한편 나는 잠을 못 자서 괴로운데 옆에서 세상모르고 자는 아내가 얄미워지기까지 했던 적이 있었다. 그러던 어느 날, 아이들도 돌봐야 하고 해야 할 일은 산적해 있는데 아내마저 잠을 못 자서 같이 괴로우

----
1 정비석, 앞의 책, 117쪽.

면 우리 집은 어떻게 하나 생각이 들었다. 그러고 보니 아내라도 잘 자는 것이 다행이라는 데 생각이 미쳤다.

스트레스가 쌓이고 며칠 잠을 설쳐서 잠 좀 자야겠다는 생각이 들면 내가 택하는 전략적 선택지는 둘이다. 첫째는 감사하는 마음 새기기다. 사람이 막다른 곳에 이르면 숨만 편히 쉴 수 있어도 감사하게 된다. 잠을 못 자는 것도 대수롭지 않게 생각하고 감사로 받는다. 어디 고민 없는 삶이 있기나 하겠는가. 감사가 몸에 배면 고난마저도 은혜다. 잠에 관한 어떤 생각도 되살리지 말고 흘러가게 해야 앞으로 나갈 수 있다.

다른 하나는 무언가를 붙들고 씨름하지 않는 것이다. 몸에 기록된 비관적인 생각이나 기억, 또는 산더미처럼 쌓인 내일 해야 할 일들을 일단 내려놓는다. 그리고 한 시간 이상 걷는다. 걸으면 교감신경과 부교감신경이 균형을 이루어 자율신경을 원활하게 해 준다. 스트레스를 줄이고 머릿속의 어지러운 생각을 정리하여 감정 조절을 하는 데에도 도움이 된다. 산책길에 접하는 따사로운 햇볕, 산들바람, 지저귀는 새소리 등 자연을 온몸으로 느끼고 받아들이면 몸의 감각이 살아난다. 깨어난 신체 감각은 그 사령탑인 뇌의 우측 섬엽 활동을 증가시켜 몸과 마음의 이중주를 조화롭게 한다.[2] 산책을 마치고 더운 물에 몸을 담그고 나면 적당한 피로가 몰려오고 전신이 이완된다.

나의 불면은 그 자체가 스트레스 요인이 되는 경우가 대부분이었

——— 2 문요한, 『이제 몸을 챙깁니다』, 해냄, 2019, 79~81쪽.

다. 잠을 며칠 못 자면 불안하고, 불안이 다시 잠을 못 자게 하는 악순환이었다. 어느 때부턴가 잠에 대한 이러한 과도한 집착이 뇌에 각인되어 결국 불면을 점점 강화하는 방향으로 작용한 것이다.

넉넉하고 평화로운 인생을 살아가기 위해서는 피곤하면 자고, 자고 나면 피로가 풀려야 한다. 이러한 선순환 구조가 이루어지려면 하루하루 새로워야 한다. 그래야 삶의 의욕이 솟구치고 건강한 몸과 마음이 유지된다. 매일매일 쌓인 마음속 스트레스는 그 원인을 찾아 그때그때 제거하고, 과로로 지치고 긴장했던 몸은 저녁이 가까워지면 활동을 멈추고 쉬게 해야 한다.

불면과 싸우지 않고 이기는 최선의 전략은 이렇듯 '마음의 여백'을 가지고 '절제된 삶'을 실천하고 유지하는 것이다. 누군들 모를 리 없는 방법이다. 마음의 평안과 과로하지 않는 삶의 추구야말로 선인들의 가르침이 아니던가. 그러나 현실은 이를 거스르게 할 때가 많으니 그때마다 싸워 이기고 볼 일이다.

당장 밖으로 나가 걷자. 나를, 당신을 위로할 바람과 모르는 이의 웃음은 일에서도 텔레비전에서도 만날 수 없다.

잠은 나 자신과의 싸움이다

전쟁에 이겨서 평화롭게 될 것이니 전쟁도 하나의 수단이 된다. 싸워야 할 곳을 알고 싸워야 할 때를 알면 반드시 싸워야 한다. 만약에 그것을 모르면 비참하게 패배할 수밖에 없는 것이다.[3]

세네카(Lucius Annaeus Seneca)는 일찍이 "산다는 것은 싸우는 것이다."라고 말했다. 빅토르 위고는 인간은 세 가지 싸움에 직면한다고 했다. 인간과 자연, 인간과 인간, 그리고 자기와 자기의 싸움이다. '용감한 나와 비겁한 나', '부지런한 나와 게으른 나', '의로운 나와 불의의 나', '참된 나와 거짓된 나' 등 이러한 두 자아가 우리 마음속에서 항상 싸우고 있다는 것이다. 이 중 가장 어려운 싸움은 역시 자기와의 내적 싸움이다. 보이지 않는 마음의 투쟁이기에 플라톤도 "인간 최대 승리는 내가 나를 이기는 것"이라 하지 않았겠는가.

숙면을 안겨 주는 '절친', 불면으로 괴롭히는 '괴친'

절친과 괴친, 실은 이들은 지금까지 살아온 삶 속 우리들 자신의 두 얼굴이다. 격무도 마다하지 않고 밥벌이 일을 하는 나, 가정과 사회에 포박되어 자유롭지 못한 무거운 짐을 짊어진 내가 어느 선을 넘으면 자율신경계를 위협하는 적군으로 돌변하여 괴친이 되기도 했다.

괴물과 싸우는 자가 괴물이 되어서는 안 된다. 잘못된 삶의 방식에서 잉태된 괴친과의 싸움은 어린애와 같은 본래 모습의 나, 온전한 나를 찾아가는 고통스러운 여정이다.

여기저기 묶여 있는 사슬을 끊고 놓아 버리면 일에서도 삶에서도 자유로워지고 절친을 만날 수 있다. 하지만 괴친도 내가 초대했는데,

---

3 정비석, 앞의 책, 허실편, 제1권 131쪽.

서로 싸우다니 아니 될 말이다. 수시로 그가 얼굴을 내미는 원인을 살피고 기꺼이 그를 맞이하여 축복해야 한다. 그래서 균형을 되찾고 있는 그대로의 나, 곧 온전한 자아로 회귀할 수 있어야 한다.

하지만 세상은 그렇게 호락호락하지 않았다. 나는 불에 뛰어드는 불나방처럼 불빛에 흔들려 길을 잃었고, 몸과 마음의 균형을 잃었다. 그리고 어김없이 그 순간 괴친이 찾아왔다.

부지피(不知彼) 부지기(不知己)면 매전필패(每戰必殆)[4]

상대를 모르고 나를 모르면 싸움마다 반드시 패한다. 지피지기면 백전불태, 상대를 알고 나를 알면 백 번 싸워도 위태롭지 아니하다. 상대를 모르고 나를 알면 한 번 이기고 한 번 진다(知彼知己, 百戰不殆, 不知彼而知己, 一勝一負, 不知彼不知己, 每戰必殆).

전쟁에 승리하는 방법, 곧 불면과의 전쟁에서 승리하는 비결로 나는 손자의 오사칠계(五事七計)에 버금가는 '6권(六勸)'의 지혜를 든다. 이들 계명을 지키면 전쟁은 하나마나다. 포성이 빗발치는 전쟁터에서 유혈이 낭자한 싸움도, 불치의 병마를 대적하며 하루하루 사투하는 그런 싸움은 아니잖은가. 싸우지 않고도 이기는 전쟁인데 걱정할 필요 없다. 전쟁에서 지피지기는 승리를 향한 첫걸음이다. 불면의 원인부터 살펴보고 대응책을 마련하는 것이 상책일 터.

―― **4** 정비석, 앞의 책, 모공편, 제1권 128쪽.

완전한 승리, 벌모 전략

『손자병법』모공(謀攻) 제3편에 보면 전쟁을 하는 방법 네 가지가 나온다. 적의 전략을 꺾어 덤빌 생각조차 못 하게 만드는 벌모(伐謀), 동맹이나 연대를 깨서 적을 굴복시키는 벌교(伐交), 적의 군대를 치는 벌병(伐兵), 적의 성을 공격하는 공성(攻城)으로 구분한다. 이 중 최상책이 벌모이고, 다음은 벌교다. 전쟁은 가급적이면 피를 흘리지 않고 벌이는 벌모와 벌교 단계에서 마무리하면 좋다. 잠과의 전쟁도 이와 같다.

잠은 멀리할 수 없는 내 친구다. 절친이 될 수도 있고, 괴친이 될 수도 있다. 이러한 양극단에서 수면이 절친이 되도록 인도하는 길은 우선 수면습관을 잘 살펴 아군으로 만드는 것이다. 일정 시간 가급적이면 같은 시간에 잠을 자고 일어나는 것이 좋다. 그런데 아무리 권고사항을 잘 지켜도 이미 악순환에 빠져 괴친이 가까이 왔을 때는 싸움이 시작된다. 워라밸의 시소가 현실의 무게에 눌려 무게 중심이 이동해 이미 선을 넘었기 때문이다. 이렇게 되면 하강나선이 발동하여 점점 더 회복하기 힘들어진다. 비상사태를 선포하고 대응해야 한다.

전투는 신경전달물질이 관여하는 '하드파워 물량전'과 마음가짐으로 대변되는 '소프트파워 심리전'으로 구분하여 대처한다. 각각의 부대 편성은 다양한 위협에 대처가 가능하도록 유연성이 있어야 하고, 아군과 적군을 식별할 수 있도록 항시 경계태세를 유지해야 한다. 자율신경계의 작용과 역작용, 각성과 수면 사이 짝을 이루어 작용하는 균형추가 어느 한쪽으로 기울면 반작용이 일어날 수 있기 때문이다. 이렇게 수면의 성(城)을 단단히 구축해 놓고 대비하면 불면이라는 적의 전략을 사전에 꺾는 벌모 전략을 구사할 수 있다.

방어막 구축 전략

> 대저 전쟁이란 이기려고 싸우는 행동이 아니고, 이겨 놓은 기정사실을 전쟁으로서 적에게 확인시키기 위한 행동이다.[5]

수면성을 지키는 부대를 조직하고 편성하기에 앞서 사령부가 위치한 뇌의 구조를 먼저 살펴본 후 수면과 관련한 몸과 마음의 부대를 편성해야 한다. 각 부대의 성격을 세세하게 기술했으니 이를 숙지하여 수면성 방어체계 기초를 다지기 바란다.

인간의 뇌는 3중 구조로 되어 있다. 첫 번째는 모든 동물이 가지고 있는 간뇌다. 숨 쉬고 먹고 번식하고 잠을 자게 하는 등 생명유지 기능을 한다. 두 번째는 간뇌를 둘러싼 대뇌 변연계다. 변연계는 생존 본능, 행동 감정 등에 관여하는 원시 포유류 뇌라고 할 수 있다. 무려 우리 뇌 표면적의 3분의 2를 차지하는 피질로 반응이 빠르게 일어나는 곳이다. 쾌감이나 불쾌감 같은 감정이 더해진 가장 원초적인 부위다. 그리고 세 번째는 가장 바깥쪽을 싸고 있는 얇은 천과 같은 대뇌

---

5 정비석, 앞의 책, 제2권 47쪽.

신피질층이다. 우리를 만물의 영장이라 자부하게 만드는 지적 중추다. 신피질층은 사고와 활동을 담당하는 전두엽, 공간지각과 정보교환에 관계된 두정엽, 지각 기능을 맡고 있는 측두엽, 시각 기능의 후두엽으로 나뉜다. 한마디로 신피질에서 무거운 의미를 추구한다면 구피질에서는 가벼운 쾌락을 추구한다. 뇌의 피로는 이들 신피질과 본능에 충실한 구피질 간의 부조화에서 생긴다.[6]

몸속 모든 세포는 독립된 생명체로서 다양한 기능을 하지만 자율신경 사령부인 시상하부의 지령에 따라 일사불란하게 움직인다. 변연계 중심부에 위치한 시상하부는 어떤 스트레스 요인이 우선인가를 뇌하수체에 알려 주고, 뇌하수체는 어떤 호르몬을 만들어야 하는지 그 메시지를 각 신체기관에 보내 주는 역할을 한다. 이와 같이 60조 개나 되는 세포들이 균형과 조화를 갖춰 항상성 상태를 이룰 때 우리 몸은 생명체로서 건강하게 작동할 수 있다.

변연계에는 수면과 관계가 깊은 해마도 있다. 바다생물 해마처럼 길쭉하게 생겨 붙여진 이름이다. 뇌를 많이 써야 하는 지식 노동자에게 해마 관리는 매우 중요하다. 해마는 다른 부위로 신호를 내보내는 원심성 신경섬유 역할을 하고, 학습과 단기기억을 맡아 이를 저장하고 장기기억으로 전환한다. 신경 단위 세포가 생성되는 몇 안 되는 영역 가운데 하나이며, 알츠하이머 같은 뇌 질환이 진행될 때 가장 먼저 손상되는 곳도 해마다. 수면 부족 시에는 타우(tau)라는 치매 관

<hr>

6 이시형, 앞의 책, chapter 3.

련 단백질이 해마 주변에 쌓이는데, 해마가 상대적으로 큰 사람은 치매가 진행되어도 기억력이 감퇴하는 증상이 크게 나타나지 않을 수 있다는 연구 결과도 보고되고 있다. 반면 평소에 뭔가를 잘 잊어 버리는 사람은 해마가 상대적으로 작은 경우가 많다.

또한 해마는 원시 감정의 편도체와 나란히 있어서 긴박한 상황에서 신피질의 지령 없이 독자적인 기능을 담당하게 되어 있다. 자동차의 브레이크 밟는 소리만 들어도 우리는 사고를 예감하고 대비한다. 바퀴가 미끄러지는 소리 뒤에 사고가 일어난다는 사실을 이미 기억하고 있기 때문이다.

이처럼 뇌는 약간의 시간 간격을 두고 일어나는 일들을 서로 연관 지어 공포에 휩싸이지 않고 위협에 대비한다. 생명과 직결되는 긴박한 순간이니 즉각 사력을 다해 달아나야지, 한가하게 최고사령부인 신피질에 어떻게 할까 물어 볼 시간이 없는 것이다.

신경전달물질로 잠의 메커니즘을 이해하고 방어하자

하드웨어인 뇌의 작동방식과 호르몬의 주요 기능을 알고 있으면 정교한 잠의 메커니즘을 이해하는 데 도움이 된다. 인간의 정서를 담당하는 주요 신경전달물질은 도파민, 노르에피네프린(영국식 표현은 노르아드레날린)과 세로토닌이다. 우리 마음은 이들 세 신경전달물질이 연주하는 삼중주라고도 할 수 있다. 일본의 생리학 교수 아리타 히데오는 이들 세 물질을 삼원색으로 나타내 마음의 상태와 연결 지었다. 도파민은 열정과 의욕, 쾌감을 상징하는 빨간색으로, 노르에피네프린은 스트레스에 의해 야기되는 경계와 각성, 집중력을 상징하는 파란색으로, 그리고 세로토닌은 평온과 기억력이나 집중력 같은 인지 기능을 상징하는 초록색으로 표현하는 것이다. 이들이 균형을 잃으면 의심이 늘고, 불안이 증가하고, 반복적으로 생각하며, 불면 같은 징후들이 나타난다.

신경전달물질 중 잠과 연관이 깊은 것은 멜라토닌과 세로토닌이다. 수면의 성을 지키는 군대에 비유하면 중앙에는 멜라토닌 부대, 서문과 동문은 세로토닌과 노르에피네프린 부대, 그리고 남문은 도파민 부대가 지키고 있다.

자신감과 의욕적인 마음가짐으로 균형을 유지하자

수면성 내 마음 전쟁터 곳곳에는 아군과 적군이 포진하고 있다. 평온한 마음과 이를 위협하는 보이지 않는 부대가 다수 활동한다. 걱정 부대와 행복 부대도 있고, 결정을 내리는 부대와 고통을 느끼는 부대도 있다. 이런 감정회로들은 일방통행이 아니다. 이들이 뇌 활동을 변화시키면 뇌는 다시 감정을 변화시킨다.

편도체가 감정 전반과 연관되는 데 비해 전방대상피질은 부정적인 감정을 알아차리는 작용을 한다. 후자는 다시 배측과 복측으로 나뉘어 배측(등쪽 바깥 흐름)은 통증이 오거나 뭔가 잘못될 것 같으면 빠른 속도로 전달하여 주의를 기울이고, 복측(안쪽 흐름)은 낙관적인 감정을 전달해 편도체가 균형을 유지하게 돕는다. 이러한 뇌 회로를 잘 조율하고, 세상과 교감하여 걱정을 줄이고 행복을 늘려야 전쟁에 승리할 수 있다.[7]

부대 편성 — 행복추구 부대, 세로토닌

수면성 방어의 중책은 서문 세로토닌 부대가 맡는다. 뇌 속 신호를 전달하는 물질은 크게 억제성과 흥분성의 두 가지로 나눌 수 있다. 세로토닌은 생체시계를 조절하며 낮에는 활동의욕을 고취시키고 불안감과 공포, 과도한 욕구를 억제하여 평상심을 유지하게 하는 억제형 신경전달물질이다.

인간은 본능 충족을 위한 리듬 운동, 즉 걷기, 씹기, 호흡 등을 할 때 가장 만족하며 즐겁고 행복하다. 이때 분비되는 것이 주로 세로토닌이다. 휴식과 안정, 행복감을 가져다 준다 하여 행복 호르몬이라고 부르기도 한다.

세로토닌은 뇌세포의 약 40퍼센트가 주고받는 신호 전달에 직간접적으로 관여하는데, 이들 중 90퍼센트가 뇌가 아니라 장에서 분비되고 저장된다. 이는 바로 뇌와 장이 양방향 대화를 하는 단서다. 많은 뇌질환이 장에서 비롯되고,[8] 장 건강이 수면에 중요한 이유다.

———
7 앨릭스 코브, 정지인 옮김, 앞의 책, 86쪽.
8 톰 오브라이언, 이시은 옮김, 앞의 책, 85쪽.

낮과 밤의 호르몬 분비에 차이가 있을까?

우리는 낮에는 각성하고 밤에는 수면을 취한다. 낮에는 노르에피네프린이 활발하게 분비되다가 해가 지면 세로토닌이 분비되기 시작한다. 낮의 밝은 햇빛은 세로토닌 생성을 돕고, 밤이 되면 낮에 만들어진 세로토닌이 몸속으로 배출되어 마음을 평온하게 하며 멜라토닌을 만들어 수면을 취할 수 있게 해 준다. 잠을 자면 굳이 밤에 뇌 전전두피질에서 의지적인 행동을 할 필요가 없게 되므로 세로토닌은 휴식을 취하고 분비가 덜 된다.

세로토닌은 항중력근을 받쳐 주는 기능도 한다. 자세가 반듯하고 표정을 발랄하게 해 주므로 '미인 호르몬'이란 별명도 있다. 세로토닌 부족으로 우울증이 오면 자세가 구부정해지고 얼굴이 무표정해지는 것도 이런 이유일 것이다. 뇌과학적으로 분석해 보면 '힐링'이란 다름 아닌 이런 세로토닌 보강 요법이다. 세로토닌 부대를 강화하기 위해서는 걷기, 노래 부르기, 줄넘기, 자전거, 수영, 껌 씹기, 복식호흡과 마사지 등과 같은 훈련을 지속적으로 해야 한다.

야간경비 부대, 멜라토닌

멜라토닌은 검은색을 뜻하는 그리스어 멜라스(Melas)에서 유래했다. 생체리듬을 조절하는 이 호르몬은 간뇌 천장에 있는 쌀 한 톨 크기의 솔방울샘에서 분비된다. 송과선이라고도 부르는 이 내분비선은 영혼의 본거지로, 제3의 눈이라고도 한다. 철학자 데카르트는 송과선에서 독립적인 마음과 뇌, 즉 물질적인 뇌와 비물질적인 영혼이 소통한다고 주장했다.

송과선은 우리 수면과 깨어나는 주기를 책임지는 생체시계다. 낮에 햇빛을 받아야 생성이 되고 밤에 분비가 가능하다. 대개 아침에 빛을 쬐고 나면 14~16시간 후 분비된다. 그러니 기왕이면 아침 햇살을 받으며 운동하는 것이 숙면회로 강화에 효과적이다.

시상하부는 멜라토닌 분비를 촉발한다. 어둠이 내리고 체온이 서서히 떨어지면 분비되기 시작하여 저녁 10시에 급상승하고 새벽 3시경 최고에 이른다. 잠든 상태에서도 지속적으로 만들어지고 활동하므로 이 호르몬이 잘 분비되어야 중간에 깨어나지 않고 푹 잠을 잘 수 있다. 또한 멜라토닌은 5~10세 때 왕성하게 분비되다 20세 미만 청소년 시기에 조금 감소하고, 20~30대에는 훨씬 많이 감소되었다가 50대 이후에는 바닥을 드러낸다.

나이에 따른 변화만 보면 멜라토닌이 젊음을 유지하는 비밀을 간직하고 있는 것처럼 보인다. 분명한 것은 이런 육체적인 변화가 정체성의 위기까지 불러올 수 있다는 점이다. 나는 미국에서 슈퍼마켓에서 판매되는 멜라토닌을 복용해 본 적이 있다. 하지만 별 도움을 얻지는 못했다. 멜라토닌은 수면 시작을 알릴 뿐 수면과정에 관여하지는 않는 것으로 알려져 있다. 수면 보조제는 아닌 것이다. 그러나 구매하려면 우리나라에서는 의사의 처방이 필요하다.

주간 각성 부대, 노르에프네프린

세로토닌 외에도 중요한 신경전달물질로 에피네프린, 도파민, 엔도르핀 등이 있다. 이들 호르몬은 낮 동안 분비량이 늘어 뇌 활동을 돕는다. 반면에 몸에 해로운 활성산소를 대량으로 방출시키는 특성이 있다. 자연계의 독으로는 뱀 다음으로 독성이 강하다고 알려진 노르에피네프린은 '새로운 정보체계에 능숙한' 뇌 우반구에 더 많이 분포되어 있다.

이 독성 호르몬은 위기상황이나 전투를 벌일 때 에피네프린 생산을 촉진해 살기와 분노를 품게 하고, 심장박동과 혈압, 혈당을 높여 에너지를 많이 사용할 수 있게 한다. 위험에 대비하기 위한 대응이다.

에피네프린(아드레날린)은 아데노신처럼 과민성 쇼크로 심장마비가 왔을 때 응급처치용 주사제로도 사용된다. 드라마나 영화에서 곧잘 볼 수 있는 장면이다. 2014년 개봉된 영화 〈리스본행 야간열차〉가 생각난다. 주인공 의사가 에피네프린 주사로 정적의 목숨을 구해 주고 나중에 레지스탕스로 쫓길 때 이 사람의 도움을 받아 위기를 모면하는 장면이 나온다. 한편 에피네프린은 수면의 질, 곧 다음 장에서 기술하는 느린파 수면과 렘수면을 조절하는 역할도 한다.

강화학습 부대, 도파민

도파민은 의욕 호르몬이다. 의욕이 솟고 전력투구하게 한다. 동기를 부여하고 목표 달성을 도우며 나쁜 습관을 고치는 데 필요하다. 성취하면 도파민이 쏟아지고, 그러면 더 빨리 움직여 더 많은 도파민이 분비된다. 도파민이 좋은 기분을 일으키니 다음 동작이 더 쉬워진다. 같은 과제를 반복하려는 동기가 강화되고, 욕구 수준이 높을수록 쾌감이 커지는 뇌의 보상체계가 작동한 것이다. 이것이 전형적인 신경가소체계를 강화하는 학습 원리다. 잠은 이러한 도파민을 만들어낸다.

한편 진정 효과가 있는 엔도르핀은 체내 마약의 일종으로 모르핀과 같은 효력을 나타내 고통을 완화하고 면역세포를 강하게 만들어준다.[9] 운동을 하면 기분이 좋아지는 것은 체내 엔도르핀이 증가하기 때문이고, 잠을 자고 나면 통증이 가라앉는 것도 엔도르핀 덕이다.

스트레스 회복 부대, 코르티솔

변연계의 중심부에 있는 시상하부가 스트레스 반응을 통제한다. 코르티솔과 노르에피네프린 같은 스트레스 호르몬 분비가 많아지면 몸은 싸움-도망 모드로 들어가게 된다. 그래서 사람이 피곤해지고 잠드는 과정, 곧 멜라토닌 수치가 상승하는 과정에서 혈중 코르티솔은 잠드는 데 방해되지 않게 감소한다. 하지만 너무 많이, 자주 분비되면 신체 대사가 균형을 잃고 비만이나 피로 등 역효과가 발생한다.

───── **9** 하루야마 시게오, 반광식 옮김, 앞의 책, 27쪽.

코르티솔은 일반적으로 오전 6~8시에 혈중 농도가 가장 높다. 아침 햇빛이 시상하부를 자극해 코르티솔을 만들어 내기 때문이다. 그러다가 오전 11시경부터 감소하기 시작해 밤 12시~새벽 2시 사이에 최저가 된다. 만일 밤늦게까지 휴대폰이나 다른 전자기기의 청색광에 노출되면 다음 날 코르티솔 수준이 증가하거나 지적 활동이 영향을 받는다.

이처럼 모든 스트레스는 최소한 일시적으로 코르티솔 수준을 높인다. 그런데 이 호르몬은 생활습관에 따라 얼마든지 분비량 조절이 가능하다. 물을 많이 마시고, 균형 있는 식사를 하여 신진대사 저하를 막고 근육을 키우면서 꾸준히 운동하면 코르티솔을 다스릴 수 있다.

그 밖에 가바(GABA, 감마 아미노뷰티르산)는 긴장을 풀어 주고 불안을 감소시키는 억제성 물질의 대표주자다. 카페인과는 반대의 기능이다. 운동은 불안감 같은 부정적 사고에서 주의력을 딴 데로 돌리기도 하지만 가바를 분비시켜 일석이조의 효과가 있다. 수면유도제인 벤조디아제핀은 가바를 늘리고 편도체 활동을 가라앉히며 엔도 카나비노이드는 식욕을 증진하고 평온함과 안녕감을 증가시킨다.[10] 식욕이라는 뜻을 가진 오렉신이라는 신경전달물질은 각성뿐 아니라 음식물 섭취에도 관여한다. 이들 각성 호르몬이 14~16시간 정도 작용하면 우리 몸의 수면압력을 높여 잠이 오게 만든다.[11]

10 앨릭스 코브, 정지인 옮김, 앞의 책, 35쪽.
11 니시노 세이지, 조해선 옮김, 앞의 책, 143쪽.

수면을 유도하는 산화형 글루타치온도 있다. 강한 항산화 작용을 하는 멜라토닌 말고도 항산화 작용을 통해 뇌 속 세포들의 노화를 방지한다. 산화형 글루타치온 호르몬은 잠을 자는 동안 조금씩 감소하고, 잠에서 깨어난 후 조금씩 증가해 몸속에 쌓였다가 반복적으로 졸음을 유발한다. 낮잠은 15분 이내로 자는 것이 컨디션 회복에 좋은데, 만일 늦은 오후에 45분 이상 길게 깊은 잠에 빠지면 이 호르몬이 충분히 축적되지 않아 밤잠을 설칠 수 있다. 불면증으로 고생한 윈스턴 처칠은 두 시간가량의 낮잠을 즐긴 것으로 알려졌다. 그런데 내가 불면으로 고생할 때는 낮잠도 오지 않았으므로, 내 경우에는 졸리기만 하면 어느 때라도 잠을 자 두는 것이 밤잠을 이어 가는 데 도움이 되었다.

불면과의 전쟁

잠을 잘 자지 못하면 스트레스가 누적되는데, 이에 대처할 수 있는 신경전달물질의 생성은 줄어든다. 예컨대 잠이 부족하면 세로토닌 분비가 감소하고, 대낮에도 세로토닌 분비량이 줄면 세로토닌을 거쳐 합성되는 멜라토닌 역시 부족해진다. 그러면 수면 유도 시간이 길어지고 수면 만족도가 낮아진다. 그래서 수면의 질을 개선하기 위해서는 렘수면을 줄이고 느린파 수면을 늘려 세로토닌 절대량을 증가시켜야 한다. 또한 잠을 잘 자지 못하면 스트레스가 가중되는데, 사고와 집중력을 증강시키는 노르에피네프린 수용체 생성이 줄어들어 스트레스에 적절하게 대응하기 어렵게 된다. 악순환의 고리가 발생하는 것이다.

이런 악순환을 끊는 데는 인내가 필요하다. 뇌가 지니는 감정적 성향은 나선형 피드백 회로이기 때문이다. 비관적인 사람은 매사를 더 비관적으로 보고, 긍정적인 사람은 그 반대다. 이처럼 인간의 사고는 습관의 지배를 받는 경향이 있다. 옛 선조들도 병은 마음에서 생겨난다고 했다. 더하기 발상을 하는 사람은 매사를 긍정적으로 바라보고, 빼기 발상을 하는 사람은 매사를 부정적으로 바라본다. 좋은 생각, 좋은 감정을 가지면 좋은 호르몬이 분비된다. 생각만으로도 뇌를 바꿀 수 있다는 얘기다. 그러므로 앞에서 설명한 대로 권하고 금하는 사항을 꾸준히 실천하여 숙면의 길로 한 걸음씩 전진하기 바란다.

수면제를 보험으로 삼고 싸우다

『손자병법』 구지편에는 '圮地則行(비지즉행) 圍地則謀(위지즉모)'라는 전술이 나온다. 불리한 곳, 즉 비지에서는 절대로 머무르지 말고 온갖 고난을 극복하여 전진해야 하고, 사방이 막힌 지형에서 싸울 때는 상대의 의표를 찌르는 묘책을 써야 한다는 가르침이다. 이것이 위지의 계략이다.

나는 남미 여행을 떠나기 전부터 이미 기가 꺾여 있었다. 사람들은 이구동성으로 나이를 의식하고 체력이 뒷받침되어야 한다고들 떠들어 댔다. 적의 벌모 전략이 압도한 것이다.

처음 밟아 본 페루 리마 땅은 생소하기만 했다. 여행 가이드가 고산지대에 적응하기 위해 말린 코카잎 차를 권해서, 물 마시듯 계속해서 마셨다. 그러자 화장실에 가는 생리적인 리듬이 흐트러지면서 몸 상태가 나빠졌다.

트레킹 여행이라 하루 10여 킬로미터에서 23~24킬로미터씩 걷는 날도 많았다. 설상가상으로 고산지대에서는 혈류가 느려진다면서 수면제나 진정제 등을 삼가라고 했다. 하지만 나는 2주일 이상 지속되는 불면의 고통을 견디다 못해 가지고 갔던 졸피뎀 4알을 반 알씩 다 먹어 버렸다. 그 이후 두려움과 불안, 고통은 무럭무럭 자랐다. 잠들지 못해서 몸도 마음도 피곤해지고, 일정을 함께할 수 없어 아내와 다른 구성원들에게 피해를 줄 것을 생각하니 고민도 깊어졌다. 그 불안은 티티카카호 탐방을 위해 머무르던 해발 3,800m가 넘는 푸노에서 극에 달했다. 아직도 해발 4,200m나 되는 알티플라노 고원을 지나야 하고, 남은 일정이 20여 일이나 되는데 어떻게 견디나 싶어 내일이 괴로웠다.

스트레스는 자신이 통제할 수 없는 일들이 일어날 때 심해진다. 우선 약이라도 확보하기 위해 수소문하여 의사 처방 없이도 다이아제핀 10mg 알약을 살 수 있었다. 덕분에 일단 약이 수중에 없어 생기는 불안을 잠재웠다. 그렇게 보험을 들어 놓으니 참고 견디기가 조금은 수월해져서, 사 두었던 약을 먹지 않고도 며칠 더 버틸 수 있었다. 그리고 천만다행으로 고산지대를 내려오면서는 말끔히 회복되었다.

이처럼 남미 여행에서는 그동안 내가 불면을 견디면서 쌓아 온 내공도 소용없었다. 하지만 60대 중반이라는 나이에 고산지대 트레킹을 무사히 마쳤다는 사실은 내 몸과 마음에 또 하나의 이정표가 되어 주었다.

고통 그 자체는 스트레스에 대응하여 나타나는 자연스럽고 건강한 반응이다. 좋은 것이라 말할 수는 없지만 생존에 꼭 필요하고, 고통스러운 경험은 훗날 살아가는 데 유익하다. 아무리 잠을 못 자도, 해발 4,000미터의 고산지대에서 수면제 졸피뎀을 먹어도 나는 멀쩡했다.

수면제도 알콜과 마찬가지로 호흡을 느리게 해 혈중 산소 농도를 낮출 수 있다 하니 주의할 필요가 있겠지만, 과도하게 불안해할 필요는 없다. 필요하다면 약물의 도움을 받더라도 신속하게 사지에서 벗어나야 한다. 자신이 감당하지 못할 정도로 심적 부담이 커져서 잠을 자기 어려운 환경이 덮쳐 왔다면 해소될 때까지 비책을 써야 한다. 단기간의 약물 복용이라면 부작용이나 내성을 걱정할 필요가 없다. 방송에서 어느 정신과 의사가 수면제의 내성이나 부작용에 관한 질문을 받고 답변했던 내용이 기억난다. 그는 우리가 쉽게 접하는 수면제들은 그 약효나 해독 자체만을 따지면 하루에 맥주 반 컵 정도를 마시는 수준이라고 했다. 공연한 불안을 야기하지 않기 위해 한 말이겠지만 틀린 얘기도 아닐 것이다. 심리적인 요인이 크게 작용하여 지레 겁먹고 두려워하며 걱정하는 것이 더 문제이다. 그러니 약을 먹을 땐 편안한 마음으로 먹고, 낮에 의욕적인 활동을 하고 생활리듬을 찾으면 된다.

나는 평소 아껴 가며 하는 일이 두 가지 있다. 하나는 책을 아끼면서 읽는 것이다. 한꺼번에 다 읽어 버리면 어딘가 마음이 허전하고 읽을거리가 손에서 떨어지면 불안하다. 수불석권(手不釋卷)이다. 약도 마찬가지다. 나는 무슨 약이든 아껴 먹는다. 내가 수면제 복용을 아끼는 이유는 안전 문제가 아니다. 수년간 장기 복용하고도 별 문제 없이 산 사람도 주위에 많았다. 하지만 나는 수면제를 먹으면 깨어날 때 상쾌하지 않았다. 일어나자마자 운동을 하고 나면 여느 때처럼 기분이 돌아오지만, 마음은 여전히 개운치 않았다. 몸은 속지 않는다. 그래서 잠을 2~3시간 정도 자고 견딜 수 있으면 가급적 약을 먹지 않았다.

약을 먹을 때는 대부분 졸피뎀 반 알을 먹었다. 한 알씩 5일 먹는 것보다 반 알로 10일 먹는 게 마음이 더 가벼웠기 때문이다.

또 자야겠다고 생각하는 시간보다는 평소 잠들던 시간의 30분 전에 먹어야 효과가 크다. 그리고 예정된 기간이 지나면 나도 모르게 컨디션이 회복된 것을 느낀다. 이때 약을 끊으면 된다. 습관적으로 복용하여 약물 의존성이 커지는 것을 경계하기 위해서다.

각자 자기 수준에서 용량과 먹을 기간을 지켜 복용하면 잠자리에 들어서 잠에 관한 생각을 하지 않고 부담이 없을 것이다. 머릿속을 비우는 효과적인 방법이다.

잠과의 싸움은 의지와 기력으로

만일 적이 강하고 나를 압도한다면 이길 방법이 없다. 평온하다가도 잠에 대한 두려움이 엄습해 오면 사지가 떨리고 입이 마르고 손발에 진땀이 난다. 대책은 두 가지다. 하나는 도움을 청하는 것이다. 이 세상에 하나님의 은총이 아닌 것이 없다. 자포자기하는 심정으로 모든 것을 멈추고 엎드려서 죽이든 살리든 하나님이 알아서 하시라고 내맡기는 거다.

그래도 견디기 어려우면 남은 하나는 마지막 계책인 '패전계'를 쓰는 것이다. 강제로 무의식에 빠뜨리는 수면제나 진정 효과가 있는 약물의 도움을 받는다. 현재 사용되는 수면제는 벤조디아제핀 계열과 비벤조디아제핀 계열로 나뉜다. 전자는 할시온, 자낙스 등으로 마음을 안정시키고 체온을 낮추어 수면에 이르게 하고, 후자는 잘 알려진 졸피뎀으로 전자의 기능 중 수면 유도 기능만 선택적으로 강화시켜 원치 않는 부작용을 줄인 수면유도제다.

약물 사용에 대한 막연한 두려움은 사치다. 약은 날로 좋아지고 있으며 의사가 어련히 알아서 처방하지 않겠는가. 다만 임의로 사용량을 늘리거나 졸음을 유발하는 약을 복합적으로 사용하지 않아야 한다.

심적 부담이 크지 않을 때는 밤잠을 도와주는 수면유도제로 슬립에이드(sleep-aide)도 있다. 미국에서는 슈퍼마켓에서도 살 수 있는 타이레놀 PM이나 항히스타민제 독실아민계가 이에 속한다. 단기복용하면 의사 처방이 필요 없는 약들이다. 이런 수면 보조제를 먹고 잠을 자면서 기운을 회복하면 된다. 그러면서 잠에서 자유로워지도록 삶을 180도 바꿔 가야 한다. 어제와 같은 오늘이면 안 된다. 달아나는 사람은 우선 중요한 것부터 버리고 몸차림이 가벼워져야 하지 않겠는가? 내 경험이 말해 준다.

잘 싸웠다는 말은 칭찬이 아니다

전쟁에서 승리했을 때 천하 사람들이 "잘 싸웠다."고 말하는 것은 잘한 것 중에 잘한 승리를 말한 것이 아니다. 해와 달을 보았다고 하여 눈이 밝다고 하지 않고, 천둥과 벼락 소리를 들었다고 하여 귀가 밝다고 하지 않는다. 이길 수 있도록 조치를 취해 놓고 이미 패할 만한 자에게 이긴 것이다. 그러므로 승리하는 데에는 어긋남이 없다.[12]

불면과의 전쟁에서도 마찬가지다. 하강나선의 물길을 상승나선으로 돌려 이길 수 있는 조치를 취해 놓으면 어긋남이 없다. 그리고 이를 위해 가장 효과가 큰 방법은 꾸준한 운동이다.

운동은 근육을 키워 주지만 새로운 뉴런의 성장을 촉진하여 마음 근육도 키운다. 일단 시작이 중요하다. 첫걸음을 내딛으면 다음 걸음은 아주 조금 더 쉬워진다. 저절로 상승과정이 가속되게 되어 있다.

반대로 근심걱정이나 슬픈 기억 같은 것을 떠올리면 마음 에너지는 감소한다. 인내심을 갖고 몸과 마음을 움직이고, 신체의 감각을 키우는 것이 상책이다.

신체 단련만이 운동은 아니다. 음식을 오래 씹기만 해도 세로토닌

---

12 손자, 김원중 옮김, 『손자병법』, 휴머니스트, 2019, 95쪽.

분비가 활발해진다. 세로토닌은 뇌와 소화기관의 신호 전달에도 관여하기 때문이다. 이처럼 수면성은 더 나은 삶을 살기 위해 스스로 알아채고 대처하는 유연한 조직체라 결코 패하지 않는다. 단지 주변 열강이 전쟁 승패를 인정해 주지 않고 호시탐탐 기회를 엿보고 있어, 항상 전투태세일 뿐이다.

다음 장에 기술하는 '수면 6권(勸)'을 꾸준히 실천하면 여기저기 스스로 쳐 놓은 패배의 장막이 걷힐 것이다. 잠에 대한 편견이 사라지고, 불면을 유발했던 신경회로가 바뀜을 경험할 것이다. 차츰 기력이 회복되면서 그렇게도 커 보였던 적을 나도 모르게 손안에 쥐고 있음을 확인하게 될 것이다.

3장

수면위생과
숙면

잠을 버리면 잠을 얻는다

체질적으로 잠을 잘 자는 사람은 나 같은 사람을 이해하지 못할 것이다. 내가 쓴 글을 읽은 아내도 '잠이 뭐 그렇게 대단하다고 온통 잠얘기뿐이냐'고 말한다. 맞는 얘기다. 하지만 틀린 말이기도 하다. 부부도 서로를 다 알지 못하듯 앓아 본 사람만이 앓는 사람의 형편과 마음을 아는 법이다.

잠은 부르지 말고 우회해야 한다. 그래서 나는 소극적이고 수동적인 접근 방식을 먼저 택했다. 적극적으로 무얼 권장하는 대신 금하는 사항을 지키면서 버텼다. 잠자리에서 자려 애쓰지 말고, 걱정거리를 떠올리거나 내일 일을 생각하지 말고, 심신이 소진되었을 때는 삶의 의미를 묻지 말라는 '3금'을 앞에서 얘기했다. 여기서는 권하는 내용을 주로 살펴보겠다.

물이 높은 데를 피하여 낮은 데로만 흐르듯, 잠과의 씨름도 실(失)을 피하고 허(虛)를 쳐야 한다. 다음의 이야기는 시중에 나와 있는 수면 관련 문헌들을 참고하고 내 경험도 100퍼센트 살려 불면에 대처하는 방법을 엮어 본 것으로, '불면 극복 비법'이라고 할 권장하는 습관 여섯 가지, 곧 '수면 6권(勸)'이다. 잠이 불편한 모든 사람에게 도움이 되면 좋겠다. 불면의 정도에 따라서 아래 제시한 방법에 단계별로 접근해 보기를 권한다.

잠을 못 자서 생긴 스트레스를 물리쳐라

숙면하지 못하고 며칠이 이어지면 생활의 모든 스트레스는 잠으로 귀결된다. 하루 이틀 잠을 설치면서 스트레스 지수가 높아지면 잠을 자야 한다는 강박관념이 슬그머니 머리를 내민다. 건강에 대한 염려나 가족의 안위 등 작고 성가신 일들도 종종 잠을 쫓는다. 이들은 대부분 불면으로 연결되지는 않지만, 그래도 누적되면 문제가 된다.

불면의 원인이 밖에 있든 안에 있든, 잠을 못 자는 원인이 무엇인지부터 파악해야 한다. 잠을 못 이루는 원인에 따라 그 심각성이 달라지기 때문이다. 스트레스 지수가 낮을 때는 적당한 운동이나 식습관을 조절하는 것으로 무난한 수면을 이룰 수 있고, 일상생활에도 지장이 없다. 잠자리에서 전전긍긍했더라도 제때에 일어나서 잘 만큼은 잤다고 생각하면 견딜 만하다. 그러나 스트레스 지수가 높아 1차 수면

238

이 3~5일 원활하게 이루어지지 않거나 일주일 내내 자지 못하면 잠에서 오는 압력이 높아지고 비상사태에 돌입한다. 평소와 다르게 하루를 돌아보고 권고나 지켜야 할 금기 사항도 다시 점검해 봐야 한다.

내 경험상 잠을 자야겠다는 생각으로 무얼 시도하는 순간 잠과의 전투에서 패하고, 불면이 오히려 활개를 치기 시작했다. 과거의 싸움이 조건반사적으로 되풀이되어 적에게 유리했기 때문이다. 책을 읽거나 운동을 하는 등의 백약이 무효다. 잠으로 인한 스트레스가 가중되어 평소 사용했던 방법들도 무위로 돌아간다. 자야겠다는 마음이 앞서 고통만 더할 뿐이었다.

그래서 잠을 자는 대신 잠자리에 들어 눈을 감고 휴식을 취하는 것으로 불면에 대한 마음가짐을 달리 정했다. 어차피 잠은 올 수밖에 없다. 과격한 운동이나 음악의 힘을 빌리는 등 불면을 물리치려고 시도하는 일련의 행위는 오히려 잠에 대한 강박을 불러올 뿐이다.

필승보다는 불패, 잠이 오기를 느긋하게 기다려라

잠을 자지 못한 자신이 원망스러울 때가 있다. 이때는 '괴짜 친구가 찾아왔구나' 하고 달래 주고 어제와 다른 점은 무엇인지 탐색하라. 수용하고 버티는 체념적 자세가 오히려 도움이 될 수 있다. 며칠 잠을 못 자면 몸은 좀 불편하지만 생각처럼 큰일은 일어나지 않는다.

보통 잠자는 시간의 50퍼센트는 얕은 잠, 25퍼센트는 렘수면, 20퍼센트만 깊은 잠이다. 그리고 5퍼센트는 잠깐 깨어 있는 잠이다.[1] 실제로 깊은 잠은 전체 수면 시간의 20퍼센트밖에 안 되니, 잘 잤다는 생각을 할 수 없는 것도 당연하다.

하지만 아무리 잠을 못 잔 것 같아도 우리 몸은 두뇌가 알아차리지 못하는 잠을 수시로 보충하므로 꼭 필요한 만큼은 알게 모르게 잔다. 사실 깜박깜박 수면단계에 들어갔다 나왔다 하는데도 한숨도 못 잤다고 느끼는 것이다. 긴 시간 동안 잠을 자지 않으면 뇌가 자기방어를 위해 수초간 짧은 마이크로 수면 혹은 '플래시(flash) 수면'이라는 순간적인 잠을 강제로 만들어 내기도 한다.

만일 잠을 못 자서 일시적으로 신체기능이 감퇴된다 해도, 회복 탄력성이 있기에 더 빠른 속도로 회복하게 될 것이다. 신경망을 연결하는 화학반응은 항상성을 향하여 끊임없이 변화의 방향을 찾고 있으니 우리가 긴장하고 걱정할 필요가 없다. 이 또한 지나가리라 생각하고 그냥 누워서 버텨야 한다.

잠이 안 오면 올 때까지 침실에서 나와 다른 활동을 하라는 조언도 있는데, 나는 그렇게 해서 성공한 적이 거의 없다. 그래서 나는 침대에 가만히 누워서 충분히 휴식하려고 한다. 육체가 어떤 상태에 있든, 생각은 잠으로부터 자유로워야 한다. 잠이 들 것이라는 평소 믿음이 받쳐 주면 그냥 누워서 뒤척이는 것만으로도 불면으로 인한 부담감이 덜하고 편안하게 된다. 불면 극복의 알파요 오메가는 어떤 시도를 하든 그 의욕이 잠을 쫓지 않도록 하는 것이다.

──── 1 리처드 와이즈먼, 한창호 옮김, 『나이트 스쿨』, 미래엔, 2015, 39쪽.

많은 사람이 알고 있듯 잠을 잘 자면 하루하루가 상쾌하고 심신이 건강하다. 질 좋은 잠을 자기 위해 지켜야 할 기본적인 사항을 흔히 '수면위생'이라 한다. 침실의 소음과 조명 수준, 취침과 기상 시간, 하루 종일 받은 빛의 양과 운동량 등 수면과 관련된 환경은 통제가 가능하고, 불면의 원인을 파악하는 데도 도움이 된다.

수면위생도 기술문명의 발전과 함께 변화가 필요하다. 잠잘 시간이 가까워지면 집 안의 직접조명은 대부분 끄는 것이 좋다. 하지만 많은 사람들이 밤에도 TV나 휴대폰을 이용한다. TV나 휴대폰 이용 자체를 자제하는 것이 좋지만, 할 수 없다면 불빛은 약하게 해야 한다. 예컨대 파란색 LED가 내는 빛은 눈을 흥분시킨다. 청색광 470밀리미터 파장 불빛은 망막 손상도 가져올 수 있고, 작업능률을 올린다는 보고도 있다. 생체시계 학자로서 수면장애 전문가인 하버드 대학 찰스 체이슬러(Charles Czeisler) 박사는 잠자기 전에 인공조명을 켜거나 전자기기를 볼 때마다 멜라토닌 분비가 50퍼센트로 줄어든다면서 "인공 불빛에 노출되면 수면에 영향을 주는 약을 무심코 먹는 것과 같다."라고 말했다.[2]

이외에도 수면에 방해가 되는 행동이나 환경에 관한 정보는 넘쳐

---

2 이수정, 「어젯밤 중간에 깨서 푹 못 잤다구요? '분할수면'이 되레 생체시계에 적합」, 『동아 비즈니스 리뷰』 253호, 2018.

난다. 반대로 햇빛의 자외선은 비타민D의 합성을 돕고, 이는 세로토닌 생성을 촉진하고 세로토닌 수용체 재흡수를 막아 질 좋은 수면을 촉진한다. 햇볕은 수면 리듬을 조절하는 광수용체를 자극하는데, 인공조명보다 훨씬 효과적이어서 낮에는 햇빛을 충분히 받는 것이 좋다.[3]

90분 단위의 수면주기

다음 그림의 수면 중 뇌파 측정 결과를 보면 뇌는 보통 1∼4단계 수면을 주기적으로 반복한다. 뇌파는 뇌의 전기적 활동으로 감지되며 뇌 활동을 이해할 수 있는 중요한 신호의 하나다.

처음 잠이 들 때 뇌는 아주 가벼운 선잠인 1단계 수면(가장 빠른 뇌파인 각성 상태 베타파에서 이완 상태인 알파파로 바뀜)에 들어가는데, 이때는 숨이 느려지고 근육이 완화된다. 심박수가 떨어지고, 뇌파 속도도 느려진다.

나는 첫 5∼10분간 이어지는 이런 1단계 초저녁잠을 놓치면 잠들기가 무척 어려웠다. 수면이 너무 얕다 보니 나처럼 입면(入眠)이 어려운 사람은 잠들었다는 사실도 모르고 누워만 있는 것으로 착각해서 더 깊은 좌절감에 빠지기도 한다. 그래서 이 시간만큼은 잠을 자기 위해 어떤 것에도 방해받지 않으려고 노력한다.

---

3 앨릭스 코브, 정지인 옮김, 앞의 책, 209쪽.

1주기 리듬이 수면의 질을 결정한다

첫 단계가 지나면 뇌는 좀 더 깊은 2단계 수면(K복합파)으로 들어간
다. 이후 한 시간에 걸쳐 점진적으로 더 깊은 3단계와 4단계 수면으
로 이동하는데, 이때 델타파가 나온다. 뇌의 전기활동 속도가 급격히
떨어져서 흔히 '느린파 수면(slow-wave sleep)'이라고도 하며, 수면 주
기 전체에서 가장 깊은 잠이다. 2단계 수면이 충분해야 자고 싶다는
수면 욕구가 해소된다.

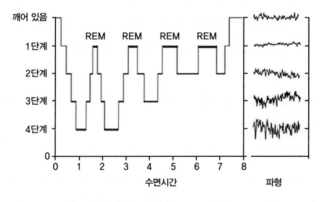

그림 1. 잠자는 동안 일어나는 뇌파의 변화와 그 주기

이 단계가 지나면 뇌가 훨씬 더 활발하게 활동하는 마지막 5단계
렘(REM, Rapid Eye Movement)수면에 접어든다. 이 단계에서는 안구
운동이 급속히 일어난다 하여 붙인 이름이다. 잠에서 깨어날 수 있도
록 준비시키는 단계이기도 하다. 처음 렘수면은 1~10분 정도로 짧

지만 주기가 반복될수록 30~40분까지 늘어난다.[4]

이렇게 수면은 전체 수면 시간 중 75~80퍼센트를 차지하는 비렘수면과 렘수면으로 구성된다. 비렘수면은 근골격계의 피로 회복을 가져오고, 렘수면은 얕은 잠으로 꿈을 꾸기도 하면서 정신적 스트레스를 해소하고, 노르에피네프린을 제거하면서 장기기억을 돕는다. 나이가 들면 비렘수면의 비율은 줄어든다고 한다. 이 모든 단계의 수면에 약 90분이 소요되고, 이를 한 주기로 이러한 패턴이 주기적으로 몇 차례 더 순환된다.[5]

흥미로운 점은 1주기를 거치고 난 뒤에 깨어나면 이후 이어지는 2~4단계에서 깼을 때보다 훨씬 푹 자고 난 느낌이 든다는 것이다. 그러니 1주기 리듬이 수면의 질을 결정한다고 해도 과언이 아니다. 이러한 90분 주기는 사람이 집중력을 갖고 활동하는 시간과도 관련이 있다. 대학 강의, 음악회, 연극, 축구 경기 등 많은 활동이 90분 단위인 것도 이 때문이다.

이처럼 인간은 몸이 휴식하는 수면과 뇌가 휴식하는 수면으로 나누어서 잠을 잔다. 몸이 휴식할 때는 세타파가 나오며 좌뇌와 우뇌가 정보를 교환할 수 있는데, 이때 깨달음을 얻어 위대한 발명이나 발견을 하는 경우가 종종 있다. 중요한 것은 가능한 한 뇌파가 깨어 있는 상태에 가까울 때 깨도록 맞춰서 자야 한다. 낮잠을 15분 이내로 권

---

4 팀 보노, 정미나 옮김, 앞의 책, 145쪽.

5 하야시 미츠오, 미야자키 소이치로, 마츠무라 노리코, 이브자리 수면환경연구소·최지호 옮김, 『수면습관 셀프체크노트』, 아이엠이즈컴퍼니, 2017, 11쪽.

장하는 것도 그 때문이다. 느린 뇌파 수면 중에 깨어나면 혼미한 상태의 수면 무력증(sleep inertia)으로 인해 잠을 못 잔 것보다 훨씬 더 기분이 안 좋다.[6]

쾌면(快眠), 난면(難眠), 불면(不眠)

기분이 좋아질 만큼 달게 자는 쾌면이나 잠을 못 자는 불면에 대한 느낌은 사람마다 다르고 또 주관적이다. 나는 1, 2차 분할 수면이 일상화되어 있고 1차 수면의 정도와 그 횟수에 따라 불면 과정에서 느끼는 고통이 다르다. 그래서 이를 구분하여 대처해 왔다.

먼저 쾌면(快眠)은 1, 2차 수면이 다 이행되지만 일주일 중 하루 이틀은 2차 수면이 만족스럽지 못하다. 그러나 곧 다시 회복된다. 둘째, 난면(難眠)은 깊고 짧은 1차 수면은 잘 이루어지나 2차 수면이 대체로 원활하지 않아 깊게 잠자는 시간이 세 시간 이내다. 만일 이런 기간이 3~5일을 넘기지 않고 곧 쾌면으로 돌아오면 무난한 수면이다. 마지막으로 불면(不眠)은 잠들기 어려워 1차 수면이 만족스럽게 이루어지지 않고, 자는 둥 마는 둥 하는 날이 5일 이상 계속되는 경우이다. 이때는 잠 자체가 일으키는 불안이 고조되기 시작한다.

잠을 못 자는 데에는 무언가 이유가 있다. 원인을 파악하는 것이 우

---

6 Dinges, D. F., "Sleep Intertia," in *Encyclopedia of Sleep and Dreaming*, ed. Carskadon, M. A., New York: Macmillan, 1993, pp.553~554.

선이다. 수면 환경이 바뀌었다든가 짐작이 가는 어떤 스트레스가 있다면 일단 그 문제부터 해결해야 한다. 미국에서는 여섯 시간 미만의 잠을 단시간 잠이라 한다. 나는 네 시간 정도만 자도 생활에 큰 불편이 없었다. 불면이 초래한다는 질병, 예컨대 당뇨, 비만, 고혈압 같은 생활습관병도 고희에 이른 지금까지 발생하지 않았다. 문헌에 "단시간 수면은 유전이다."라는 연구 결과가 있기는 하지만, 내가 잠 못 이루는 원인이 특정 유전자가 관여한 것인지는 분명하지 않다.[7] 타고난 기질과 환경이 어우러져 만들어진 내성적 성격 같은 천성을 물려받았을지 모르지만 8남매 중 나와 형님 한 분만 잠으로 고생했으니, 단순한 생체리듬을 운명적으로 받아들이는 것은 지나치지 않나 싶다.

몸과 마음의 물아일체, 여섯 가지 권고

이제부터 서술할 '숙면을 위한 여섯 계명'은 몸과 마음이 이끄는 여섯 가지 권고로, 내가 불면을 겪으며 깨달은 경험이 집약된 방책이다. 그리고 보약이 되는 달콤한 잠, 숙면은 내가 얻은 최고의 친구이다. 이런 내 경험담이 세상에 나도는 많은 이야기 중 그저 그런 하나가 아니라 유일한, 즉 군계일학(群鷄一鶴)의 효험을 지닌 방법이기를 바란다. 잘 실천한다면 몸과 마음의 조화를 통해서 충만한 하루를 보낼 수 있으며 고된 업무로 과민해진 신경계가 회복되어 불면이 사라

---

7 니시노 세이지, 조해선 옮김, 앞의 책, 33~37쪽.

지게 될 것이다. 먼저 세 가지 신체 훈련을 통해 몸을 적응시키고, 나중에 정신훈련을 하여 마음을 다스리는 것으로, 각자 자신에 맞는 취침환경을 찾아서 나쁜 생활습관은 줄이고 좋은 습관은 갖춰가기를 권한다. 물론 각자 자신의 상황에 맞게 적절히 변용하여 수용하면 될 것이다.

수면위생과 함께 숙면을 위한 다음의 여섯 가지 권유사항을 숙지하면서 내일을 위해 필요한 잠의 에너지를 회복해 보자.

① 수면리듬을 지켜라

사람에게는 체내 시계가 조절하는 '서캐디안 리듬(circadian rhythm)'이라 부르는 생활리듬이 있다. 2017년 노벨생리의학상은 이런 규칙적인 생체시계의 작용기전을 발견한 세 과학자에게 돌아갔다. 이들은 주기(period) 유전자와 이에 의해 발현되는 주기단백질(PER) 농도 사이의 생체되먹임 조절기능을 통해 주기적인 변화가 생기게 된다는 개념을 확립했다.

이 생체리듬은 다행히 체내 시계가 활동하는 데 맞춰져서, 해가 뜨고 지는 자연 리듬과도 일치한다. 때문에 낮에는 교감신경이 활성화되어 오후 3시쯤 정점을 찍고, 이후부터는 집중력이 낮아지기 시작한다. 그러다 밤 7시쯤에는 부교감신경이 활성화되어 졸음이 오면서 상황이 뒤바뀐다. 수면을 촉진하는 멜라토닌 분비가 시작된 것이다.

쾌면을 위해서는 신체에 잘 시간이라는 신호를 주어야 한다. 늘 같은 행동을 반복해서 수면 의식을 만들고, 그 의식에 맞추어 정해진 시간에 자야 한다. 나는 수면 리듬이 깨지면 잠들기가 무척 어렵다. 그래서 유독 잠자리에 드는 시간에 민감하다. 초잠을 이루지 못하면 입면(入眠), 잠드는 데 애를 먹는다. 그래서 취침시간과 기상시간만큼은 언제나 철저하게 지킨다.

이를 습관화하면 우선 마음이 편해진다. 잠자리가 바뀌면 쓸데없이 몸의 여러 신경호르몬 변동이 생기고, 뇌가 미처 이런 환경변화를 따라가지 못해 긴장하게 된다.

익숙한 환경에서 더 잘 자는 이유는 어쩌면 공격과 위험에 신속한 방어 태세를 갖추려는 인간 본능에서 비롯되었을 수 있다. 이런 생체리듬을 거스르지 않는 것이 급선무다. 취침 시간이 늦어졌거나 잠을 설쳤더라도 기상 시간은 일정해야 한다. 그리고 가급적이면 알람 외에는 밤중에 시계를 보지 말기를 권한다. 라디오를 듣더라도 일정한 시간에 끈다. 불필요한 걱정거리를 만들 수 있어서다.

지구촌을 동서로 여행하게 되면 시차 문제가 생긴다. 나는 여행 중 바뀐 리듬에 적응하기 어려워, 어느 때부턴가는 억지로 잠을 자려는 대신 그러려니 하고 누워 있다가 잠자리에서 일어나곤 했다. 편안하게 휴식이라도 챙겨서 다음 날의 수면 부족을 보충하려는 것이다.

이튿날 특별히 부담스러운 학술발표나 중요한 모임이 예정되어 있으면 수면유도제 반 알을 먹고 잔다. 최소한 두세 시간은 약효가 지속되므로 어느 정도 잠을 확보할 수 있다. 이 정도 잠을 자면 기본 체력이 받쳐 주므로 이튿날은 졸려도 아침부터 저녁까지 열심히 일상적인 활동을 한다. 시차 적응을 위해 흔히 멜라토닌을 권하는데, 나는 별로 도움을 받지 못했다. 약효가 일시에 분출되어 잠드는 시간을 앞당기는 약이나, 도중에 잠을 깨지 않고 자도록 약효가 지속적으로 발생하는 두 가지 타입의 약이 모두 신통치 않았다.

② 자기 전에는 물 외엔 먹지 말고 소식하라

먹는다는 것은 단지 우리 몸속에 무얼 채우는 것이 아니다. 음식에는 우주가 깃들어 있다. 소화와 흡수가 생체시계, 더 나아가 우주 시계와도 밀접하게 연결되어 있다. 뇌와 소화의 상관관계도 일방적이지 않고 상호 영향을 미친다. 장을 흔히 두 번째 뇌라고 부를 정도다.

특히 스트레스는 뇌뿐만 아니라 장의 신경계와도 영향을 주고받는다. 그래서일까? 수면과 관계된 나의 아킬레스건은 소화다. 잠자기 세 시간 전엔 물 외에 아무것도 먹지 않아야 한다. 위에 부담을 줘 숙면을 방해하기 때문이다. 옛 어른들이 머리맡에 자리끼를 둔 지혜를 알 듯하다. 또 일본에서는 자기 전에 마시는 물을 보수(寶水)라 부르며 수분 보충을 중요하게 여겼다. 자다가 깼을 때 냉수 한 컵 마시고 다시 누우면 전혀 새로운 기분으로 잠을 청할 수 있었다.

나는 오랫동안 스스로 위장에 문제가 있다고 단정해 버리고 살았다. 위가 아래로 내려와 있는 위하수에, 위축성 위염과 역류성 식도염이라는 소견이 따라다녔다. 타고난 체질도 비위 기능이 약한 소음형이어서 소화기능이 약하다고 자인했다. 몸의 컨디션이 좋지 않을 때 억지로 먹으면 늘 문제가 발생했는데, 이것도 잠과 마찬가지로 먹어야 한다는 생각이 지배한 결과다.

그런데 2008년 우연한 기회에 뇌 가소성 정보에 눈을 뜨고부터 반전이 있었다. 위장에 관한 모든 선입견을 무시하고 도리어 반대로 행동했다. 매운 것을 먹어도, 소주를 한잔해도, 비빔냉면같이 맵고 찬 식품을 먹어도 신나고 즐겁게 먹으면 괜찮았다. 가리지 않고 배고프면 뭐든지 먹었는데 아무 문제가 없었다. 뱃속이 불편하면 여지없이 잠을 설치고, 잠을 자도 꿈자리가 사나워 수면 질이 좋지 않았는데, 이를 맛있게 잘 먹었다는 마음가짐으로 극복한 것이다.

소화 흡수가 잘 되면 숙면도 7부 능선은 넘은 것이나 마찬가지다. 식욕을 돋우는 그렐린(ghrelin)이라는 호르몬과 식욕을 억제하는 렙틴이라는 호르몬이 있다. 잠을 못 잤을 때 그렐린은 위장과 췌장에서 잘 분비되는데 렙틴은 감소한다. 그래서 포만감이 느껴지지 않아 살이 찐다고 한다.[8] 하지만 나는 뜬눈으로 밤을 보내면 되레 식욕이 나지 않았고, 살찌는 것을 걱정해 본 적도 없다. 다만 늘 천천히 먹기 때문에 렙틴의 영향을 받았을 수는 있다. 렙틴은 식사한 지 20여 분이 지나야 체내 지방조직에서 분비되는 호르몬인데, 식사 시간이 길어지면 적게 먹어도 포만감을 느끼게 된다.

지금은 배고플 때 먹고 배부를 때 먹지 않는 단순한 일상을 위해서 일부러 먹고 싶은 생각이 들도록 식습관을 만들고 있다. 맛있는 다음 식사를 위해 포만감에 이르기 전에 수저를 놓거나 때 맞춰 운동을 한다. 배가 고파서 매 끼니를 맛있게 먹으면 하루가 즐겁다. 식욕도 생

---

8 아오키 아키라, 노경아 옮김, 『10년 젊어지는 수면법』, 삼호미디어, 2016, 69쪽.

기고, 잠도 잘 자고, 일거양득이다.

또 식사 태도도 중요한데, 나는 누군가와 중요한 의논을 하거나 학술적 사색을 하면서 식사를 하면 소화불량에 시달렸다. 특히 무얼 어떻게 먹었는지 기억이 안 될 정도로 어떤 생각에 몰입하면 교감신경이 활성화되어 더욱 소화가 잘 되지 않았다. 아무리 바빠도 소화와 흡수를 촉진하는 부교감신경이 활성화될 수 있도록 식사는 차분하게 즐기기를 권한다.

식사가 즐거운 이유는 단순히 미각의 충족 때문만이 아니라 맛있는 음식으로 인해 뇌내 모르핀이 나오기 때문이다. 뇌간에는 위장관과 소화를 관장하고 조절하는 미주신경이 있다. 혀는 입속 혀가 끝나는 곳에서 안쪽으로 5센티미터 거리에 있는 뇌간의 주요 신경들과 인접해 있어, 뇌로 통하는 지름길이다. 둘이 밀접하게 연결될 수밖에 없다. 아이들이 어렸을 때 혀끝으로 세상을 받아들이는 것도 이런 이유다.

기초 영양소가 골고루 들어 있는 음식물을 꼭꼭 씹고 맛을 음미하며 먹으면 뇌도 소화를 돕는다. 씹는 행위는 생체리듬이나 수면과 기억에도 매우 중요한 역할을 하는 것으로 알려져 있다.[9]

또 '마음챙김' 식사도 고려해 봄 직하다. 옛 어른들은 깨작거리고 밥을 먹으면 복이 달아난다고 했는데, 나는 밥알을 세면서 먹는다. 음식 자체에 집중한다. 이를테면 요리사가 음식을 만드는 과정과 수

---

9 하지현, 『고민이 고민입니다』, 인플루엔셜(주), 2019, 96쪽.

고, 독특한 맛과 향을 지닌 식재료의 조합 등 눈앞에 놓인 밥상과 음식에 몰입하는 것이다. 사상 처음으로 청소년 축구대표팀을 결승전에 진출시켰던 U-20 국가대표팀 정정용 감독도 식사 시간만큼은 선수들에게 휴대폰 사용을 금했다. 현명한 지도자다.

그러나 요즈음 사회적 트렌드인 '혼밥'은 바람직하지 않다. 마음이 맞는 사람들과 편안하게 대화를 하면서 먹는 것이 좋다. 혼자 있는 게 편하다고 대충 끼니를 때우거나 제멋대로 먹는 사람이 훌륭한 식사를 했다고 할 수는 없을 것이다. 칸트가 말한, 인간성에 걸맞는 복된 삶의 방식은 아니다. 사람들과의 어울림이 목적을 위한 수단이 아니고 그 자체로 목적이 될 때 우리는 모두 존재 이유와 그 가치를 실현할 수 있다.

음식물은 신진대사를 활발하게 하고, 마음 에너지도 높인다. 특히 고기는 녹말과 지방에 비하면 소화가 잘 안 된다. 고기를 많이 먹으면 신진대사율이 30퍼센트 높아진다. 게다가 녹말이나 지방이면 한 시간쯤 대사가 진행되지만 고기를 먹으면 두세 시간이나 계속된다. 고기가 아니더라도 저녁을 많이 먹으면 대사가 왕성해져서 쉽사리 잠들 수 없다. 예로부터 저녁에 배불리 먹거나 자기 전에 고기를 많이 먹으면 무서운 꿈에 시달린다고 했는데, 틀린 이야기가 아니다. 음식물을 소화하느라 위장이 열심히 움직이면서 뇌를 자극하기 때문이다.

한편, 균형 잡힌 식사도 중요하다. 잠을 못 자게 될 때 대개는 뇌에 과도한 부하가 걸려 있다. "만일 24시간 잠을 못 자면 뇌에 공급되는 포도당이 6퍼센트 감소하고, 뇌 20퍼센트를 차지하는 전두엽으로 12~14퍼센트의 포도당 손실이 일어난다."[10]라고 한다. 에너지 공급이 줄면 이성적 판단이 어려워지고 감정적 대응이 주인 노릇을 하게 된다. 나는 뱃속이 불편할 때는 가끔 꿀차를 마신다. 영양분을 잘 흡수하지 못해 아미노산이 부족하면 뇌기능의 균형을 유지하는 신경전달물질이 적절한 양만큼 생산되지 않기 때문이다.

내 경우 불면으로 고생할 때 자주 이가 시렸다. 그 원인은 아마도 칼슘 부족 때문이 아닐까 한다. 칼슘과 마그네슘 같은 미네랄은 천연 안정제다. 이들 미네랄은 스트레스를 받는 환경에서 급속하게 소모된다. 그리고 염분 섭취가 많으면 나트륨과 함께 칼슘도 소변으로 배설되므로 칼슘 보충이 필요하다. 학술적으로도 마그네슘, 비타민 B6, 칼슘이 수면을 조절하는 것으로 나타나 불면증 치료 보조제로 가능하다. 나는 칼슘 함량이 높고 흡수율이 좋은 우유, 멸치, 브로콜리, 연어, 양파, 바나나, 상추 등을 평소 즐겨 먹는다. 그래도 부족하다고 느끼면 운동하기 전에 칼슘 300밀리그램을 물에 녹여 마시는데, 숙면에 도움이 되었다.

나에게 특별히 숙면을 방해할 정도의 음식들이 따로 있는 것은 아니다. 숙면을 해친다고 세간에 알려진 음식도 각양각색이다. 잠자리에 들기 전에는 위식도 역류증상을 기준으로 만든 문요한 교수의 '5단계 음식 구분'이 참고할 만하다. 위장에 부담을 주는 정도는 채소

---

10 니시노 세이지, 조해선 옮김, 앞의 책, 173쪽, 125쪽.

3부 · 면로역정(眠路歷程)

와 과일, 해산물부터 시작해 육류, 면류와 빵, 마지막에 순댓국, 해장국, 김치찌개 같은 국밥류의 순으로 높아진다.[11] 그래서 나는 국물은 가급적 적게 먹고, 소화에 오래 걸리는 기름진 음식과 고기, 식이섬유가 풍부한 브로콜리와 생채소, 밀가루 음식, 초콜릿 등은 저녁 식사로는 주의하는 편이다.

탄수화물 함량이 높은 식품은 세로토닌을 증가시켜 가벼운 수면 유도 효과를 내지만, 단백질 함량이 높은 식품은 그 반대로 세로토닌 생성을 차단하여 수면을 방해한다. 하지만 혈당을 높이는 설탕 같은 정제된 식품은 에너지대사를 높여 수면에 좋지 않다. 마찬가지로 기름진 음식이나 조미료가 많이 들어간 음식은 소화불량을 일으키고 각성을 초래할 수 있다.[12] 어느 장단에 맞춰야 할지는 시행착오를 거치며 각자 고민하고 찾아야 한다.

톰 오브라이언(Tom O'Brien)은 글루텐, 유제품, 설탕 등은 수면을 포함한 뇌 건강과 직결되기에 가급적 섭취를 줄이라고 전한다.[13] 우유 한 잔이 잠을 청하는 데 도움이 된다는 말도 있는데, 유제품을 피하라니 의외라는 생각도 든다. 그러나 사실 우유가 수면에 도움이 된다는 학술적 증거는 확실하지 않다. 다만 우유는 종합식품이기에 수면에 도움이 되는 트립토판, 미네랄이나 비타민 등이 풍부해서 수면 촉진 효과를 기대할 수는 있을 것이다.

————— 11 문요한, 앞의 책, 258~259쪽.
　　　　12 아리아나 허핑턴, 정준희 옮김, 앞의 책, 149쪽.
　　　　13 톰 오브라이언, 이시은 옮김, 앞의 책, 407쪽, 85쪽.

나는 한때 매운 음식을 먹으면 속이 쓰려 잠이 오지 않을 것으로 생각해 피했다. 그런데 어느 날 뭐든 즐겁게 먹는 것이 남는다는 생각으로 그냥 매운 음식을 먹었다. 그랬더니 오히려 막힌 곳이 뚫리고 시원해졌다. 매운 감각이 체온을 높이고, 몸 전체에 열이 나게 해 기혈순환을 도와주는 효과가 있었다.

알콜도 어떤 술이든 반주로 2~3잔 정도 마시면 말을 많이 하게 되어 스트레스 해소에는 도움이 된다. 40대 초기에는 위스키처럼 도수가 높은 술이 잠드는 데 도움이 된 적도 있었지만, 지금은 아니다. 술은 일시적으로 긴장을 줄여서 잠이 들게 하는 것처럼 여겨지지만 불면증의 적이다. 깊은 잠인 3, 4단계의 느린파 수면을 박탈해 수면의 질을 떨어뜨린다.

③ 체온을 낮춰라

생체리듬에 가장 영향을 많이 미치는 것은 체온이다.[14] 누구나 낮에 활동할 때는 체온이 높고, 잘 때는 체온이 낮다. 뇌와 장기, 근육이 이완되기 때문이다. 반면 손과 발의 온도는 낮에 낮지만 밤에 높다. 깨어 있을 때 몸속과 피부 온도 차는 최대 2도에 이른다. 몸속 열을 발산하기 때문이다. 그러니 잠이 쉽게 들게 하려면 몸속 체온은 낮추고 손발 온도는 높여 차이를 줄이는 것이 좋다.

몸속의 열 대부분은 모세혈관이 많은 손발을 통해 배출된다. 손과

---

14 니시노 세이지, 조해선 옮김, 앞의 책, 105~109쪽.

발의 온도가 높아지면 피부의 혈관이 팽창하여 몸속 열이 빠르게 내려간다. 그런데 많은 에너지를 쓰는 뇌가 각성 상태에 있으면 체온이 잘 떨어지지 않는다. 뇌가 쉬어야 한다. 사람은 추워지면 떨면서 체온을 높이려 한다. 그러다가 이마저 멈추면 몸은 뇌부터 쉬게 하므로 졸리게 되고, 때로는 저체온으로 사망하게 되는 것이다.

우리 선조들은 겨울에 추운 곳에서 일하고 돌아오면 따뜻한 아랫목에서 먼저 언 몸과 손발을 녹여 부교감신경을 활성화했다. 그러면 곧 스르르 잠이 들고, 시간이 흐르면서 방이 식으면 심부 체온은 저절로 내려가 숙면할 수 있었으니, 이것도 체온 리듬을 지혜롭게 활용했던 것이다. 현대에는 실내 온도가 대부분 높기 때문에 질 좋은 잠을 위해서는 침실 온도를 낮추어야 한다. 미국국립수면재단이 권장하는 침실 온도는 18도(15~19도)이며 24도 이상, 12도 이하는 수면을 방해한다고 한다.

우리 몸은 자율신경계의 활동에 의해서 항상성이 조절되고 유지된다. 그런데 그 변화가 즉각적이지 않고 느리게 일어나므로 주의해야 한다. 몸의 내외 온도 차를 줄이기 위해 손발과 피부 온도를 높이려고 뜨거운 물에 들어가도 피부 온도는 섭씨 1도, 몸속 온도는 15분 동안에 겨우 0.5도 정도 상승할 뿐이다. 또 올랐던 체온이 내려가는 데는 90분이 소요되므로, 체온을 높였다 낮추는 효과를 극대화하기 위해서는 잠들기 90분 전에 목욕을 끝내야 한다.

나는 여태껏 목욕 후 쉽게 잠드는 효과를 누리지 못했다. 손발이 늘 따뜻한 데다 목욕까지 하면 체온이 올라가 땀이 나고 피로가 동반된다. 마치 심한 운동을 할 때처럼 교감신경을 자극하여 오히려 수면장애가 초래되었다. 밤이 깊어지기 전에 샤워로 열 발산을 돕거나 가벼운 운동으로 체온을 살짝 높이는 방식이 효과가 있었다.

④ 뇌를 비워라

숙면을 위해서는 뱃속뿐만 아니라 머리도 비워야 한다. 우리 뇌는 불과 체중의 2퍼센트 정도의 무게이지만 하루에 필요한 전체 에너지의 18퍼센트가량을 쓴다. 전기로 따지면 20와트, 탁상용 램프 하나는 켤 수 있다.[15] 초당 수만 개의 메시지를 처리하려면 혈액으로부터 그 에너지를 공급받아야 한다.

숙면을 위해서는 뇌의 에너지 소모를 줄여야 한다. 이른 오후부터는 뇌를 쉬게 하는 것이 좋다. 몸과 마음의 긴장이 풀어지면 자연의 참된 리듬으로 돌아가 온갖 잡념과 근심을 잠재울 수 있다. 잔잔한 마음, 곧 심수면(心水面)이 깊은 잠, 심수면(深睡面)을 이끈다. 요즘 젊은이들 말대로 '멍 때리기'나 목적 없는 산책이 곧 최고의 휴식인 셈이다.

나는 오후 3시 이후부터는 어떤 일에든 열중하거나 몰입하지 않으려고 노력한다. 특히 50대 중반부터는 연구논문을 구상하고 쓰거나 중요한 업무는 주로 1차 수면 후 새벽에나 오전 중에 처리했다. 늦어도 오후 5시 이후에는 주의를 돌려 머리를 식혀야 한다. 그렇게 하지

---

15 리처드 와이즈먼, 한창호 옮김, 앞의 책, 20쪽.

않으면 정리되지 않은 생각들이 계속해서 꼬리에 꼬리를 물고 잠자리까지 이어져 잠을 설치기 일쑤다. 나는 오랫동안 1차 수면이 끝나고 2차 수면이 시작되기 전 새벽 한두 시간은 거의 매일 학술적 사색에 빠져 있었다. 이것이 지나쳐 명예나 성공에 집착하게 되면 불면에 이르게 된다. 그래서 간략한 메모 정도로 다스리고 있다. 어둠속에서라도 생각을 정리해 놓으면 마음이 훨씬 가벼워진다. 그래서 나는 침대 머리맡에 메모지와 필기도구를 늘 준비해 둔다.

잠자리에 들기 한두 시간 전에는 전신 근육을 풀어 주는 가벼운 체조 정도만 한다. 잠을 못 자고 고생할 때는 내 머릿속이 온통 잠으로 꽉 차서, 무슨 일을 하든 잠과 연결될 수밖에 없었다. 고민하지 말고 서둘러 대처방안을 마련한 후에 머릿속에서 지워야 한다. 우리 뇌는 애매모호함을 싫어하며 에너지를 적재적소에 효율적으로 쓴다. 따라서 뇌를 잠으로부터 해방시켜야 한다.

잠을 잘 잘 때는 잠자리에서 무슨 생각을 골똘히 한 적이 없다. 특별히 마음 쓰는 일이 없이 늘 하던 대로, 무얼 했는지 모르게 잠들기 때문이다. 그런데 잠자리에 들기까지 정리되지 않은 생각이 조금이라도 남아 있다면 의도적으로 이를 내려놓아야 한다. 오늘도 내 몸과 마음에게 수고했다고 쓰다듬어 주고, 이어서 행복했던 순간을 잠시 떠올린다. 아니면 즐겨 암송하는 성경 구절이나 시구를 읊는다.

사실 잠드는 데 유용한 이런 행동들이 어려서부터 몸에 배어 있다면 좋았을 것이다. 왜냐하면 뇌는 반복되는 익숙한 패턴이나 단조로운 상태에 있어야 피로가 쉽게 풀리고 잠이 오기 때문이다.

누구나 한 번쯤 고속도로에서 잠깐이나마 졸음운전을 했던 경험이 있을 것이다. 주의력의 변화 없이 운전대만 잡고 있어서 생기는 일이다. 심리적 긴장이나 감정 동요를 다스리기 위해서도 같은 범주의 음악이나 라디오 방송을 듣고, 책을 읽거나 TV 드라마를 보는 등 머리를 쓰지 않는 가벼운 활동에 집중하면 어느 순간 꾸벅 잠이 든다. 잘 알아듣지 못하는 영어 방송 청취가 더 효과적일 때도 있었다.

스트레스를 받았을 땐 자기도 모르게 눈가나 목 주위 근육들이 팽팽해지고, 혀는 입천장에 붙어 있고 이를 꽉 물게 된다. 긴장감이 느껴진다. 어떻게 해야 할까? 턱을 편안하게 내리고 이리저리 굴리듯 움직인 다음 입을 크게 벌려 보라. 안면 근육이 풀리고 하품이 나온다. 뇌가 쉬면서 체온이 잘 떨어지는 징표다. 나한테는 이런 의식적이고 능동적인 심신의 휴식이 요긴했다. 잠이 드는 것은 내 의지를 벗어난 수동적인 과정이 아니던가.

사람의 행동에는 의지를 갖고 목표를 정하여 하는 행동이 있는가 하면 자기도 모르게 의식하지 않고 하는 행동도 있다. 당연히 전자처럼 동기를 갖고 보상을 기대하는 뇌의 활동은 에너지를 많이 요구하지만 후자처럼 반복행위만 지속하는 뇌의 활동은 에너지 소모가 적다. 익숙함의 가치는 평소 좋은 습관을 많이 만들어 뇌의 에너지 소모를 줄이고, 이렇게 축적된 에너지를 보다 더 가치 있는 일에 쓸 수 있게 하는 데 있다.

지금으로부터 150여 년 전 봄, 젊은 날 윌리엄 제임스(William James)는 '의미의 위기'라는 상황에 봉착했다. 불안과 우울로 가득찬 시기를 보내고 있었던 것이다. 그러던 어느 날 자유의지에 관한 소논문을 읽은 뒤 그는 습관을 바꾸면 기분을 바꿀 수 있다는 것을 깨달았다. 그리고 3년 만에 하버드 대학교에서 교편을 잡았고, 결국에는 미국 심리학의 아버지가 되었다. 그는 이렇게 말했다.

> 그러므로 모든 교육에서 가장 위대한 일은 신경계를 우리 적이 아니라 우방으로 만드는 것이다. 새로운 환경은 교감신경을 자극하여 신경 쓰이게 한다. 가능한 이른 시기에, 자신이 할 수 있는 유용한 행동을 가능한 많이, 자동적 습관적으로 만들어야 한다.[16]

윌리엄 제임스는 이미 뇌가 에너지 소비를 줄이기 위해 다양한 행동들을 하나의 패턴으로 만들어 단순화하고 자동화시킨다는 뇌과학 지식을 활용하고 있었다. 한 번 가 본 길은 두려움이 덜한 것도 같은 이유이다. 새로운 일거리를 만들어 긴장하지 말고 그냥 살던 대로 사는 것이 현명하다. 뇌는 불확실한 상태를 싫어하고, 이를 해소하기 위해 에너지를 많이 쓰기 때문이다. 오늘은 무얼 먹을까 무얼 입을까 매번 고민하고 궁리하여 결정하는 것보다 루틴을 만들어 별 생각 없이 하던 대로 하는 것이 훨씬 힘이 덜 드는 것을 생각해 보면 이해가 쉽다.

에너지를 소모하는 삶은 정작 중요한 일에 정신을 집중할 수 있는 창조적 에너지를 잃는다. 질 좋은 수면을 유지하기 위해서도 습관적

---

16 앨릭스 코브, 정지인 옮김, 앞의 책, 199쪽.

으로 이로운 행동을 반복하는 것이 좋다.

> 하나의 생각을 심으면 행동을 거두고, 행동의 씨앗을 뿌리면 습관의
> 열매가 열리고, 습관의 씨앗을 뿌리면 성격의 열매가 열리고, 성격의
> 씨앗을 뿌리면 운명의 열매가 열린다.

잠을 적게 자기로 유명한 나폴레옹이 한 말로 전해진다. 그는 하루 네 시간 정도의 수면으로도 위대한 업적을 이뤘기에, 이렇게 단시간 자는 잠이 세간에 나폴레옹 수면법으로도 알려지게 되었다. 그도 습관의 가치를 알고 평소 실천하지 않았을까?

습관은 어떤 행동을 할 때 생각하지 않고 그냥 기계적으로 하는 행동이다. 의지나 욕망이 현실 삶에 축적되어 장기기억으로 나타난 결과라 단숨에 바뀌지 않는다. 우리 속담에도 '세 살 버릇 여든까지 간다.'라는 말이 있지만, 습관을 바꾸는 것은 참 어렵다. 그렇기에 습관이 될 수 있도록, 오늘부터 숙면을 위한 행동의 씨앗을 뿌려 보자.

⑤ 현재를 즐기고 긍정적으로 살아라

누구나 적어도 한두 번은 '순간을 즐겨라'라는 말을 들어 봤을 것이다. 서구 사회는 이를 이상적인 삶의 방식으로 믿고 인생을 행복하게 영위하는 지침으로 삼았다. "현재를 살아라. 충만한 삶을 살아라." 카르페 디엠(carpe diem)은 호라티우스의 라틴어 시에서 유래한 말이다.

현재를 산다는 것이 모두에게 같은 의미일 수는 없다. 하루하루 기

뺨을 찾아 삶을 완성해 가려는 나 같은 사람과 젊음을 즐기는 이들과는 같을 수 없다. 미래가 창창한 사람은 "우리에게 불확실한 내일은 가라."라는 정신으로 현재를 즐기려 하거나, 미래 가치를 지키고 야망을 실현하기 위해 행복을 담보로 현재 나를 희생할 수 있다. 마찬가지로 내일 태양이 떠오를지 장담할 수 없는 절박한 상황에 내몰린 사람들은 이 순간 하지 않으면 안 되는 일을 할 수밖에 없다. 그러나 나이 든 사람에게는 살아온 삶이 재산이다. 삶을 성찰하는 것을 통해 삶과 인간에 대한 믿음이 깊어지고, 무한한 애정을 품고 세상과 타인을 바라보게 된다.

타인의 삶을 찬찬히 살펴보면 거기에서 경이와 감사를 발견하고 그것에 집중하게 된다. 이렇게 삶을 관조하는 자세는 엄청난 기쁨을 안겨 준다. '살아 있다'는 단순한 사실만으로도 감사하게 되니 정서적으로 풍요롭다. 젊어서 뿌리치기 힘든 자기중심주의에서 벗어나 노년에 얻을 수 있는 지혜를 수시로 떠올려 보기를 권한다.

나는 "현재의 기쁨은 끊임없이 시간에 살을 붙인다."라는 스피노자의 말도 음미해보고 싶다.[17] 진실하고 현실적인 것은 현재뿐이다. 나는 요즈음 책을 읽고, 글을 쓰고, 생각하고, 음악을 듣고, 걷고, 정신적으로 자유를 만끽하기도 한다. 죽음에 대한 생각을 머리에 이고 살지만 충만한 현재, 현재를 누리기 위해 세월에 살을 붙여 가고 있다. 과거의 실패나 상실, 회한은 내면화하고 긍정적인 생각과 태도로

———— 17 마리 드 엔젤, 백선희 옮김, 『살맛 나는 나이』, 학고재, 2009, 194쪽.

행복 열쇠를 돌린다.

아침이 오고 저녁이 온다. 젊음이 있고 늙음이 있다. 아침에 해가 뜨면 일어나 20대 청년으로 각성하고, 저녁에 해지면 90대 노인으로 휴식을 취한다. 그래서 몸과 마음의 안정과 균형을 잃지 않는다. 누구나 낮에는 일하고 밤에는 쉬는 자연적인 리듬에 따라 질서 있게 현재를 살면 숙면은 저절로 찾아올 것이다.

⑥ 기분 좋게 깨어나라

하루 두 번 오지 않는 아침, 첫 30초 동안의 마음가짐이 하루를 좌우한다. 끝이 좋으면 다 좋다.

나는 평생 지키지 못할 약속은 한 적이 없고 감당하지 못할 일은 시작도 하지 않았다. 좋지 않은 상황에서 벗어나는 전략을 흔히 '출구 전략(exit strategy)'이라고 한다. 불면의 출구 전략 중 으뜸은 잠드는 시간이나 잠의 질에 관계없이 '기상 시간을 지키는 것'이다. 나는 여기서 한 걸음 더 나아가 '기쁘게 깨어나라'라는 것을 보태고 싶다. 실제로 잠을 잔 시간은 짧아도, 상쾌하게 일어나면 하루를 멋지게 시작할 수 있다.

나는 1차 수면에서 깨어나면 '잘 잤다'는 기분이 들고 그날그날 해야 할 일을 상기한다. 그런 후 이어폰을 끼고 라디오를 듣거나 아무 생각 없이 누워 있으면 한두 시간 후에 2차 수면에 들 수 있다. 무난한 수면이 이어지려면 1주일에 반 이상은 이런 새벽잠을 자야 한다. 하지만 머릿속이 복잡해 2차 수면을 놓치더라도 6시경이면 기상한다.

눈을 뜬 순간 첫 30초, 그리고 깨어나서 30분이 하루를 좌우한다. 잠 깨면 밤새 잠을 못 잔 것처럼 느껴질 때라도 '생각보다는 더 많이 잤다.', '오늘도 필요한 만큼 잤다.', '건강한 모습으로 깨어났으니 감사하다.', '엊저녁 못 잔 잠은 오늘 저녁 자면 된다.'와 같이 생각해 보자. 아무리 꿈자리가 뒤숭숭하고 몸과 머리가 무겁게 느껴지더라도 일단 일어나서 체조부터 시작하면 30분 후에는 컨디션이 회복되고 평온하게 하루를 맞을 수 있다. 생각을 바꾸면 머리도 맑아지고 몸도 활력을 얻는다.

마음도 운동이 필요하다, 마음 근육을 키우자

고희에 접어드니 혈액순환이 원활하지 않아 이제는 몸이 먼저 말을 한다. 눈을 뜨면 관절 여기저기가 아프기도 하고, 눈 각막은 건조해서 눈 뜨기가 퍽퍽하고, 속도 더부룩하고 불편해서 마음이 천근만근이다. 하지만 잠에 대한 부정적 감정을 밀어내면 곧 컨디션이 회복된다. 그래서 나는 눈을 뜨는 순간 마음속으로, 의식적으로 '잘 만큼 잤다.'라고 외친다. 그러고 난 후 아픈 부위 몸을 움직여 준다. 새로운 하루를 준비하면서 어제까지 있었던 부정적인 생각과 그러한 일들이 일어나지 않게 해 달라고 순서를 정해 마음을 움직이는 것이 준비운동이다.

잠자리에 들 때 하루 중 일어났던 일을 감사하는 마음으로 정리하는 운동이 필요하듯, 깨어날 때도 마음의 준비운동이 필요하다. 이런 행동을 반복하면 행동이 습관이 되고, 마음 에너지가 축적되어 부정적 일에 동요되지 않을 수 있다.

오늘 하루는 몇 번이나 소리 내어 웃고, 몇 번이나 감사한 마음이 들었는가? 단 한 번이라도 크게 웃고 감사한 일이 있었다면 숙면을 향해 한 발짝 다가간 것이다.

나는 요즈음도 가끔 1차 수면이 원활하게 이루어지지 않아서 긴장할 때가 있다. 하지만 잠 때문에 생긴 긴장은 아니다. 갠 날이 있으면 흐린 날도 있다. 심각하게만 받아들이지 않으면 된다. 하루이틀 지나면 곧 일상으로 돌아올 테니까. 이것도 불면에 '과몰입'하지 않도록 삶의 스타일을 바꾼 덕이다. 오전 커피 한두 잔도 나를 방해할 수 없고, 은은한 커피 향기 속에서 아내와 함께 편안한 시간을 마음껏 즐긴다.

지금까지 이야기한 여섯 가지 권고사항은 잠을 절친으로 만드는 생활지침이다. 잘 지켜서 좋은 습관으로 만든다면 풍요롭고 긍정적인 삶을 향유할 수 있을 것이라 믿는다.

몸과 마음의
이완법

숙면을 도와주는 방법

숙면은 뇌뿐만 아니라 몸도 깊이 푹 자는 것을 포함한다. 그냥 누워 있는 것도 잠의 일부다. 육체가 쉬고 근육이 풀리기 때문이다. 많은 사람이 잠을 못 자고 잠자리에서 뒤척였다고 불평하는데, 사실 잠자리에 드는 것도 중요한 숙면의 일부라는 사실을 기억하자. 매사에 불평 아닌 감사가 숙면의 문을 연다.

감사를 통해 향상되는 수면의 질

우리 뇌에 있는 신경회로는 심각한 운동 부족 상태다. 반복되는 일에는 심리적 면역이 따른다. 그래서 때로는 일상의 익숙함을 경계할 필요도 있다. 일상을 바꾸는 가장 손쉬운 방법은 자신이 지니고 있는 것들의 소중함을 깨닫는 것이다. 그러니 먼저 감사부터 회복하라.

뇌가 동시에 초점을 맞출 수 있는 대상에는 한계가 있다. 마음속에 두 가지 생각이 있는 경우, 그것이 병렬 상태로 존재할 수 있지만 서로 겹쳐질 수는 없다.[1] 그래서 우리가 미래에 일어날 수 있는 좋은 일에 감사하는 마음을 가지면 감사가 그 자리를 차지해 부정적인 감정을 밀어내고 걱정이 사라져 버린다. 뇌가 긍정적인 방향으로 바뀌는 것이다.[2]

연민과 동정, 존경도 감사와 비슷한 효과를 낸다. 매사에 맞서고 저항하기보다 새로운 관계를 맺어 고통스러운 자신을 받아들이는 것이 자기연민이다. 유머는 감사의 또 다른 이름이다. 감사하면 실제로 복내측 전전두피질과 외측 전전두피질 모두에서 뉴런의 밀도에 영향을 미쳐 뉴런의 효율이 더 높아진다. 감사하는 데 드는 노력이 훨씬 줄어들어 작은 배려에도 감사 회로가 작동하게 된다.[3] 신경망 회로가 커지고, 베푸는 사람들과 더욱 깊이 연결되어 있다고 느끼게 된다. 육체와 정신이 건강해지는 삶의 기술이자 훈련이다. 행복하게 되는 통로가 바로 감사임을 잊지 말자.

---

1 하루야마 시게오, 반광식 옮김, 앞의 책, 112쪽.
2 앨릭스 코브, 정지인 옮김, 앞의 책, 245쪽.
3 위의 책, 251쪽.

마음의 준비운동과 정리운동, 글로 쓰기

수면 전문가를 만나면 가장 먼저 듣는 말이 수면 상태를 기록하라는 것이다. 나도 불면이 수개월간 지속될 때 수면 일기를 써 보았다. 간단하게는 취침시간과 기상시간만 기록해도 되지만, 자세한 정보를 포함할수록 더 유용하다. 언제 잠자리에 들고 언제 일어났는지, 잠들기까지 시간이 얼마나 걸렸는지, 스트레스는 어느 정도 수준이라고 생각하는지, 어떤 약을 복용했고 무슨 음식을 먹었는지, 잠자리에 들기 전에 어떤 활동을 했는지, 수면의 질은 어떤지 등을 적는다.[4] 앞에서 얘기했던 일종의 마음 정리운동이다. 매일 정해진 시간, 잠들기 30분쯤 전에 습관적으로 수면일기를 쓰면 도움이 된다. 두려움에서 벗어나 내면과 소통함으로써 온전한 자기 자신으로 향하는 마음의 힘이 길러진다.

마찬가지로 최악의 시나리오가 무엇이든 그 상황이 발생했을 경우 어떻게 대처할지 계획을 세워 적어 보는 것도 내일을 위한 일종의 마음 준비운동이다. 어떤 일이 실제로 일어날 가능성이 있든 없든, 스트레스 상황에 어떻게 대응할지 계획을 세우면 좌뇌가 그 일을 하고, 전전두엽의 노르에피네프린이 증가하며 변연계가 차분해지기 때문에 상황을 더욱 잘 통제할 수 있다는 느낌이 든다. 뇌의 전기활동성 실험으로도 이 사실이 확인되었다. 행복하다고 생각하는 무리에 속

---

4 앨릭스 코브, 정지인 옮김, 앞의 책, 193쪽.

한 사람들의 전두엽 피질의 왼쪽 뇌가 오른쪽 뇌에 비해 더 높은 활동성 경향을 보였던 것이다.[5] 또한 걱정과 계획 세우기는 전전두피질을 활성화하기 때문에 수면에 방해는 되지만, 쓰는 행동은 뇌의 다른 영역으로 주의를 돌리는 효과가 있었다. 즉, 쓰기를 통해서 걱정이나 불안을 잠재울 수 있다.

그 밖에도 우리의 생각이 감정과 행동 및 대인관계에 영향을 미치는 인지 변화를 활용해 현실에 적응할 수 있다.

인지행동치료법 활용하기

인지행동치료(Cognitive Behavioral Therapy, CBT)는 1960년대 초 미국 펜실베이니아 대학의 벡(Aaron T. Beck) 등에 의해 고안된 치료법이다. 인지 변화를 통해 스스로 문제를 치료하는 자가 치료법으로, 왜곡되거나 부정적인 사고를 깨닫게 하여 더 바람직한 감정이나 행동으로 바꾸어 준다. 나도 모르게 자동적으로 하게 되는 사고를 대응적 사고로 바꾸는 작용 기제다.[6]

• 자동적 사고
- 오늘 밤 잠을 못 자면 내일 일을 제대로 못할 거야.

5 팀 보노, 정미나 옮김, 앞의 책, 189쪽.
6 메이어 크리그, 이은주 옮김, 『잠이 잘못됐습니다』, 매경출판, 2019, 408~409쪽.

- 이 불면증이 절대 없어지지 않을 거야.
- 지금 잠이 안 들면 밤새도록 잠을 못 잘 거야.
• 대응적 사고
- 그래도 괜찮아, 잘 대처할 수 있을 거야.
- 이런 식으로 접근하면 효과가 나타날 거야.
- 바로 잠이 안 올 수도 있지만 그러다 결국은 나도 모르게 잠들
  거야.

위와 같이 자동적으로 떠오르는 생각을 '대응적 사고'로 전환해서
긍정적인 자세로 몸과 마음을 다독이면 도움이 된다. 내가 보기에 놀
랍게도 평소 잠을 잘 자는 사람은 특별히 노력하지 않더라도 평소 이
런 대응적 사고를 하거나 아니면 아예 내일 일 같은 것은 떠올리지 않
는 사람들이었다.

몸과 마음을 통합하는 훈련

몸과 마음을 움직이는 두 가지 훈련을 동시에 병행하면 잠드는 데
에 더 효과적이다. 우리 뇌는 사용할 때마다 운동, 생각, 감각, 느낌
의 네 요소가 가동된다. 이들 네 가지 중 어떤 식으로든 두 가지 이상
결합하여 효과적으로 몸과 마음을 움직여야 한다.
동작이 없는 식물은 신경계가 없는 것에서 알 수 있듯, 우리 뇌는
운동기능과 떼어 생각할 수 없다. 또 우리 의지대로 제어할 수 없는

자율신경에도 약간의 의지력으로 영향을 줄 수 있다. 두 손, 두 발이 따뜻하다고 반복해서 말하면 진짜로 따뜻해진다. 심장이 평온하게 규칙적으로 뛰고 있다는 혼잣말을 반복하면 실제로 심장이 고르게 뛴다.[7]

우리가 머리로 숫자를 셀 때 소리 내어 실제 세지 않고 상상만 해도 목구멍 성대에 미묘한 움직임이 감지된다. 뇌에서 상상하는 것만으로도 신경세포가 자극을 받기 때문이다. 그리고 동작을 아주 작고 느리게 하는 것이 자신의 감각을 자각하는 데 유리하다. 자각을 하는 순간 학습이 이루어진다. 긴장하거나 힘을 사용하면 자각하기 어렵고 학습이 안 된다.

몸 전체를 하나하나 살피며 무의식적으로 긴장하거나 힘이 들어간 곳을 확인하고 풀어야 한다. 그리고 호흡은 부드럽고 조용하게 한다. 이런 방식으로 뇌 구조를 바꾸는 데는 6~8주 이상 걸린다. 충만한 삶을 되돌려 받기 위해서라면 이 정도 인내는 감내해야 할 것이다.

아래 소개하는 몇 가지 방법은 내가 실제로 도움을 받은 유용한 방법들이다. 그러나 너무 열심히 하려 하지 말고, 심지어 자신이 올바르게 하고 있는지도 신경 쓰지 말아야 한다. 몸도 마음도 가만히 내려놓고 그냥 하면 된다. 이완하려는 노력이 너무 절박하면 얻는 것보다 잃는 게 더 많다.

----

7 하루야마 시게오, 반광식 옮김, 앞의 책, 230~231쪽.

① 이완, 힘을 꽉 줬다가 빼기

긴장을 푼 상태에서 삶의 희열이 생긴다고 믿는 사람도 있다. 내면 깊숙한 곳에 존재하는 자신의 참모습에 다가가는 것이 이완 훈련이다.[8] 스트레칭을 하면 근육 긴장을 푸는 데 도움이 되고, 만성적 긴장 상태에 있는 신경계 전체를 진정시키는 데에도 큰 도움이 된다.

복잡한 자세를 취할 필요는 없다. 어떤 식의 스트레칭이든 모두 좋다. 엔도르핀과 엔도카나비노이드가 자극되어 통증을 줄일 수도 있다. 전신 마사지도 통증과 스트레스, 불안을 줄여 주고 수면의 질을 개선한다. 옥시토신계가 진통 효과가 있는 엔도르핀을 활성화하고, 세로토닌과 도파민이 증가하며 스트레스 호르몬인 코르티솔이 줄어 수면의 질이 좋아지고 피로가 풀린다.

② 바디 스캔

내가 침대 위에서 휴식을 취하는 방법은 다양하다. 몸의 긴장을 풀어 주는 일종의 바디 스캔(body scan)으로 시작한다. 감정을 억압하거나 발산하지 않고 단지 마음으로만 응시하며 주의력을 현재 상태로 돌리는 것이다.

대부분의 사람은 잠을 자기 위해 누워 있어도 전신의 근육이 충분히 이완되지 못한다. 내가 잠으로 고생할 때에도 언제나 얼굴, 특히 눈 주위와 목 근육이 잔뜩 긴장되어 있었고, 입을 굳게 다물어 턱 주

---

8 알렉상드르 졸리앙, 성귀수 옮김, 앞의 책, 109쪽.

위 근육도 경직되어 있었다. 이를 풀어 주는 것이 급선무다.

눈을 감고 머리를 들었다 놓았다 해 본다. 머리의 무게가 느껴질 때 온전히 베개에 실리도록 한다. 발가락도 힘을 줬다 뺐다 하여 긴장을 풀어 준다. 다음으로 감정에 가장 큰 영향을 미치는 안면근육, 이마, 눈, 관자놀이, 광대뼈, 턱, 목 뒤를 가운뎃손가락으로 원을 그리며 천천히 누른다. 끝으로 손, 엉덩이, 위, 다리의 근육을 이완한다. 마지막에는 나도 모르게 굳게 다물고 있는 입을 벌리고 힘을 빼면서 얼빠진 사람처럼 누워 있으면 된다.

잠들기 익숙한 자세가 좋지만, 임상학적으로는 왼쪽 방향으로 누워 자는 것이 역류성 식도염이나 속쓰림을 완화하여 소화력을 높일 수 있고, 심박동을 원활하게 해 혈액순환에도 좋다고 한다. 그리고 몸을 뒤척여야 할 때는 적어도 20분 정도는 한 자세를 유지하는 게 좋다. 너무 자주 바뀌면 불안이 스며들기 때문이다. 때로는 이마, 등, 특히 눈가 등 얼굴 부위를 손가락으로 똑똑 가볍게 두드리며 여기에 정신을 집중한다.

③ 양파를 이용하기

양파를 활용한 예도 어느 책에서 보았다. 가만히 누워 있을 때보다 머리맡에 양파를 두고 누우면 눈 주위 근육이 이완되는 것이 감각적으로 더 잘 느껴진다. 양파의 톡 쏘는 매운 성분은 유화알릴(Allyl sulfur)이라는 황 화합물인데 혈관을 확장하여 혈액순환을 돕는다. 이 화합물을 공기 중에 오래 두면 마늘의 주성분인 알리신으로 변해 비

타민 B₁의 흡수를 돕고 숙면도 해치지 않는다. 맛과 냄새로 인해 주의
력 환기도 가능하니 한 번쯤 기분전환을 시도해 볼 수 있다.

이처럼 몸의 긴장을 풀기 위해 감각과 근육 이완, 두 가지를 병행하
면 효과가 좋다. 각자 자기에 맞는 이완 방법을 찾아 보기를 권한다.

④ 심상화 그리기

심상화는 무엇을 해 보기 전에 마음속으로 그려 보는 이미지 훈련
이다. 온몸에 힘을 뺀 상태에서 마음속으로 신체상 그림을 그리며 신
경세포를 자극하는 훈련이다. '들린다, 느껴진다, 보인다'가 아니라
나의 감각이 '듣는다, 느낀다, 본다'와 같이 능동적으로 세상을 느끼
고 받아들이는 것이다.

정신을 집중하면 새롭게 마주치는 감각이나 작업에 힘을 모을 수
있다. 하지만 억지로 하다 보면 오래 지속하기도 어렵고, 무슨 시도
든 긴장을 부르니 결국 잠 걱정에서 벗어나기 힘들어진다. 오감으로
느끼는 세계에 자신을 맡겨야 한다. 어떤 사람은 잠자리에서 자기가
즐겨 했던 여행이나 운동경기, 일상에서 반복되는 일들을 떠올리기
도 한다. 미 해군 운동심리학자이자 전설의 대학 육상코치인 버드 윈
터(Lloyd Bud Winter)는 따뜻한 봄날 조용한 호수에 떠 있는 카누에 누
워 푸른 하늘을 올려다보고 있는 상상을 하거나, '생각하지 마.'라고
반복적으로 타이르라고 주문한다.⁹

내 침대 머리맡에는 라디오와 이어폰이 늘 준비되어 있다. 방송에
서 흘러나오는 소리나 오디오북 같은 음성에 집중하기 위해서다. 어

느 순간부터는 이어폰 없이도 나도 모르게 소리가 들린다. 대담이든, 음악이든 시작은 의식적으로 듣지만 나중에는 무의식으로 바뀐다. 그 순간 깜박 잠이 든다.

⑤ 해파리 수면법

뇌가 없는 해파리도 잠을 잔다는 사실이 밝혀지면서 몸 전체의 휴식을 강조한 수면법이다. 버드 윈터가 1981년 제안한 방식인데 침대에 누운 상태에서 눈을 감고 얼굴 → 어깨 → 팔 → 하체의 순서로 마치 해파리 촉수가 흐물흐물하게 움직이듯 온몸의 구석구석까지 힘을 빼며 전신의 근육을 완전히 이완시킨다.

얼굴, 특히 눈가 근육이 긴장하지 않도록 힘을 빼 주고, 어깨가 축 늘어지게 되면 팔은 저절로 손목까지 힘이 빠져 무릎 옆으로 붙는다. 하체도 허벅지 → 종아리 → 발목까지 차례로 이완시킨 후 마지막으로 천천히 3회 심호흡을 하여 마무리하면 된다.

⑥ 명상과 복식호흡

나는 '마음 챙김(mindfulness)' 훈련을 통해서는 불면을 극복하는 데서는 크게 도움을 받지는 못했다. 마치 나한테 맞지 않는 신발을 신는 느낌이었다. 그 이유는 당장 효과를 기대할 수 없었기 때문이다.

---

9 「잠 안 올 때 2분 만에 잠드는 법」, 『머니투데이』, 2019. 10. 18. 기사. https://news.mt.co.kr/mtview.php?no=2019101713360418521

하지만 명상은 감정을 담당하는 뇌의 한 부분인 편도체와 전전두엽의 결합을 느슨하게 해 주어 생각을 더 잘 통제할 수 있는 것으로 밝혀졌다.

연구에 따르면 꾸준히 명상을 하면 전전두엽 회백질의 밀도가 높아진다. 이는 곧 집중력, 계획능력, 의사 결정 능력이 향상될 수 있다는 의미다.

현재에 머무는 능력을 향상하는 방법의 하나가 명상이다. 단순히 즐거운 일을 생각하는 것만으로도 명상의 효과는 크다. 이 수행법은 그러한 신경을 활성화하고 길게는 불안과 걱정 문제도 줄여 준다.

⑦ 하나의 대상에 마음을 집중하고 몰입하기

명상의 본질은 현재에 집중하는 것이다. 지금 무슨 일을 하고 있든 잠시 멈추고 숨을 한 번 크게 내쉬어 보자. 내가 지금 숨을 쉬고 있고 침대에 누워 있다는 사실을 느낄 수 있다면 마음 챙김 명상의 문 안으로 이미 들어선 것이다. 명상에는 눈을 완전히 감는 방법과 눈을 반쯤 감고 시야를 좁히는 두 가지 방법이 있다. 무언가를 보는 데는 많은 에너지가 소모되기 때문에 보는 기능을 전부, 또는 반쯤 정지시키면 집중력이 그만큼 더 커질 수 있다.

마음이 어지러워지고 잡념이 찾아오는 순간, 시야를 차단하고 자기 마음의 움직임에 집중한다. 빠르고 얕은 호흡은 스트레스의 징표다. 일상에서 숨을 자주 의식하면 교감신경계가 평온한 상태로 인도한다. 일단 어깨에 힘을 빼고 눈을 반쯤 감고 호흡에 의식을 집중한다. 이때 '몸과 마음을 편안하게, 편안하게'라고 기도하듯이 속으로 되풀이한다. 호흡은 먼저 숨을 들이마시고 근육에 단단히 힘을 주어 긴장시킨다. 긴장한 근육을 풀어야 한다는 사실을 뇌에게 알려 주기 위해서다. 그런 후 몇 초 동안 그 상태를 유지하며 멈췄다가 숨을 내쉰다.

날숨을 들숨 시간의 두 배 정도로 길게 숨쉬면 더 편안해진다. 교감신경 흥분을 낮추고 부교감신경을 자극해 심장박동수를 떨어뜨려 긴장된 몸을 이완시켜 주기 때문이다. 스트레스를 내쫓고 긴장을 풀어 주기 전 호흡 중간에 잠시 숨을 멈추는 것은 내 자신이 아니라 내가 지닌 몸을 긴장시켜서 여러 생각들을 멈추고 호흡에 집중하기 위해서다. 나는 4초간 들이마시고 7초간 숨을 참고 8초간 내쉬는 애리조나 대학 앤드루 웨일(Andrew Weil) 박사의 '4-7-8 호흡법'이 너무 길어 불편했다. 각자 자신에 맞는 호흡법을 권한다.

하지만 잠을 자려는 욕심으로 열심히 하는 것은 좋지 않다. 익숙지 않으면 긴장을 부른다. 복식호흡으로 효과를 보려면 연습을 충분히 하여 거의 무의식적으로 할 수 있어야 한다. 하루 1회 20~30분간 꾸준히 하면 된다.

긴 숨을 쉬려고 노력하는 것 또한 다른 긴장을 불러서 좋지 않다. 명상 중에 생각이나 계획, 기억이 불쑥 끼어들어도 그냥 흘러가게 두면 된다. 마치 잡생각이 나뭇잎에 실려 강물을 따라 흘러가는 모습을 지켜보듯 말이다.

그것이 어려우면 물이라도 한 모금씩 마시면서 하라. 마치 잿더미

속을 헤집어 불씨를 끄듯 마음속에 살아 있는 불씨를 꺼야 한다. 그렇다고 그 속으로 빠져드는 것이 아니라 즉각 그것을 알아차리고 놓아 버려라. 그리고 들숨과 날숨에 집중하고 호흡을 이어 간다. 마치 머리도 마음도 없는 것처럼.

내가 주위와 따로 있는 것이 아니다. 아무것도 생각하지 않고, 아무런 상상도 하지 않고 넋을 잃고 있는 것이 우리가 쉽게 할 수 있는 마음조절법이다. 부산하고 혼탁한 마음이 맑아지고 조용해질 것이다.

⑧ 마지막 비책은 면로역정

"백약(百藥)이 무효라, 내 그럴 줄 알았다."라며 어떤 비법도 효과가 없다고 낙담할 것 없다. 잠은 좋지 않으면 제 발로 오게 되어 있다. 마지막 남은 비책(祕策)은 독자들 스스로 만들어 가는 면로역정이다. 숙면을 위해서 나도 그간 그렇게 노력했으니까.

인간은 본시 몸, 마음 그리고 환경이 혼연일체가 되어 각자 자기만의 삶을 살아간다. 불면은 흐트러진 삼자 관계를 사랑으로 복원하라는 신호다. 관계 회복은 자신을 사랑하는 데서 출발한다. 불면의 순례길에서 만나고 헤어졌던 수많은 장면들, 꼬리에 꼬리를 물고 이어진 스산한 생각들을 모두 내려놓을 때 비로소 우리는 스스로를 위로하고 사랑할 수 있게 된다. 죽음을 앞에 두고도 '피할 수 없거든 즐기라' 되뇌며 사노라니 지금까지 멀쩡히 살아 있지 않은가. 수면 텃밭을 잘 가꾸어 놓았는데 두려울 게 뭐가 있겠는가.

모든 것을 내려놓아야 한다는 것을 잘 알고 있지만, 그럼에도 문제는 잠들기 위해 무지하게 애쓰는데 시간은 야속하게 째깍째깍 흘러가고 여전히 자신은 깨어 있다는 것이다. 그런데, 이렇게 생각해 보자. 누구나 한두 번쯤 경험이 있을 것이다. 사랑하는 사람과의 데이트 날, 약속 시간이 다가오는데도 상대가 오지 않으면 시간이 지날수록 걱정과 초조함이 몰려온다. 온갖 상황을 상상하며 안절부절했으리라(지금이야 단박에 휴대전화를 사용하겠지만). 잠들지 못하는 상황도 이와 닮았다. 밤은 깊어 가고 이제쯤 자야 하는데 어둠 속에서 정신은 더욱 또렷해지며 잠들기 어렵다면 우리 몸은 '싸움-도망' 모드로 들어간다.

스트레스는 점점 더 커져 정점에 이르게 되면서 신경계가 잠에서 멀어지는 결과를 초래한다. 자야 하는 시간과 흐르는 시간이 묶여 있기 때문이다. 그러니 묶인 것을 풀어내는 것이 순리이지 않겠는가.

일상에서 명상하는 것과 잠을 자기 위해서 하는 명상은 큰 차이가 있을 수밖에 없다. 해법은 잠을 놓아주는 데 있다. 오늘 밤은 잠 못 자는 날로 인정해 버리고 장기전에 돌입하자. 과거 잘 못 잤다가도 가까스로 잠이 들었던 기억을 떠올리며 끝까지 자신을 믿어 보자. 그리고 무얼 시도하든 잠이 아닌 그 자체를 목적으로 단조로운 활동을 지속하는 것이 몸과 마음의 평안을 유지하는 데 도움이 된다. 하지만 실시간과 연계되어 있는 행위는 하지 않는 게 좋다. 에너지 소모를 최소화하기 위해 물을 충분히 마시고 감사함을 잃지 말자. 침대에 누워 기도할 수 있다는 사실만이라도 감사히 여기면 절박함이 줄어든다.

예수께서 죽음을 앞에 두고 한 겟세마네 기도를 떠올려 보자.

제자들은 옆에서 쿨쿨 자고 있는데 한 인간으로서 마지막 기름 한 방울이라도 쥐어짜는 심정으로 기도한 예수의 절규다.

> "내 아버지, 할 수 있다면 이 잔을 내게서 거둬 주십시오. 그러나 내 뜻 대로 하지 마시고 아버지의 뜻대로 하십시오." 마음은 간절한데 육신 은 약한 제자들한테는 "이제는 자고 쉬라."라고 말씀하신다. ― 마태 복음 26장 39절, 44절

세상일에는 모두 양면이 있고, 하라고 권하는 것도, 하지 말라고 금하는 것도 한 면일 뿐이다. 괴로운 시간 속에서도 참고 견디며 마 음을 조금씩 다스리면 길이 보인다. 성공은 도착이 아니라 여정에 있 다. 그리고 해답은 삶 속에 있다. 모든 일에 존재함에 감사하는 긍정 의 태도로 임하면 삶에 대해 끊임없이 함부로 단정하거나 판단하지 않게 된다. 잠 못 이루는 고통은 누구한테 하소연할 수도 없어 그 고 통이 배가 되지만 그래도 수용과 인정의 마음과 태도로 잠을 대하는 걸음이 일단 고갯길을 넘고 나면 형언할 수 없는 기쁨과 내적 충만을 느낄 수 있다. 가장 어두웠던 그때가 축복의 날로 기록될 것이다.

독자들도 자신의 면로역정에 또 하나의 이정표를 세워 나가기를 기대하고 격려한다.